> 日本美腸協会 公式BIBLE

腸が変われば、人生変わる

美腸の教科書

おなかも心もスッキリ！

日本美腸協会
代表理事
小野 咲

小林メディカルクリニック東京
院長
小林暁子 監修

主婦の友社

Introduction

腸が変われば、人生が変わる！

「腸」ってスゴイんです。
食べ物を消化・吸収するだけでなく、
病気を防ぐ免疫細胞や幸せな気分になるセロトニンまで
つくっていることから
「第二の脳」とも呼ばれていることを知っていますか？

最近の研究によると、臓器の窓口として、
体じゅうと会話していることもわかってきました。
そんな重要な働きをする腸が元気なら、
私たちの体も心も元気でいられるはず。

でも便秘、冷え性、気分が晴れない、生理痛がひどい……
いつもどこかに不調を抱えている人は、
もしかすると腸が汚れているのかもしれません。

腸をきれいに、元気にする「美腸」の正解、
いっしょに楽しく学んでいきましょう。

「美腸」をナビゲートするゆかいな仲間たち

美腸トリオ

チョウコさん
アラサーOL。充実した毎日だが、便秘や太りやすいのが悩み。

チョウ先生
ひどい便秘症から美腸生活で立ち直ったドクター。腸詰めが大好物。

チョースケくん
チョウコさんのパートナー。生理前に八つ当たりされて困っている。

ゾーキたち

美腸ちゃん
腸内がきれいで、ぜん動運動も順調な、すこぶるよい状態の腸。

汚腸ちゃん
腸内が汚れていて動きが悪く、便がたまりがちor下痢がちな腸。

美腸サポーター

キンちゃんたち
腸内に生息する菌たち。小腸や大腸で暮らしている。数え切れない。

腸内細菌3きょうだい
善玉菌、悪玉菌、日和見菌。意外に仲よしだが、力関係は変動する。

バナ坊
食物繊維やオリゴ糖をたっぷり含んだバナナ。すべりやすい。

ヨーグルン
腸に刺激を与える動物性乳酸菌を含むヨーグルト。生活は朝型。

ピッくん
植物性乳酸菌の入ったピクルス。胃酸に強く、メンタルも強い。

りんちゃん
食物酵素たっぷりの真っ赤なりんご。毒入りではない。

なっとー
植物性乳酸菌や食物酵素たっぷりの納豆。特技は糸を引くこと。

アボアボ
腸についた汚れを落とすのが得意なアボカド。芯(種?)が強い。

ワカ子さん
水溶性食物繊維の入ったわかめ。乾燥するととても小さくなる体質。

きのぴー
食物繊維たっぷりのきのこたち。見た目はソフトだけど頼りになる!

Introduction / 美腸になる、5つのStep

その不調の原因、どこからきているの?

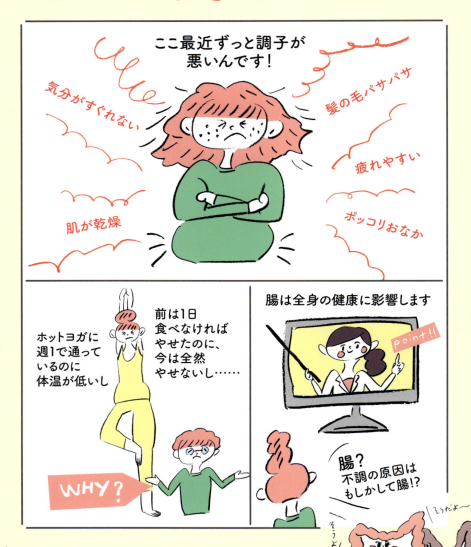

check!
腸の健康度を判定！テスト
あなたの腸は大丈夫？

当てはまる項目に ✓ をつけてみよう

- [ ] ハリや残便感、便秘、下痢など、おなかの調子が悪い
- [ ] やる気が出なくてイライラしやすい、ネガティブ思考
- [ ] 太りやすい
- [ ] 冷えやすく、むくみやすい
- [ ] 乾燥やニキビなど、いつも肌にトラブルがある
- [ ] おなかポッコリ！ 下半身が太りやすい
- [ ] 花粉症などアレルギーがある

1つでも当てはまる項目があったら、あなたの腸は弱りぎみかも。黄色信号です。2つ以上当てはまったら赤信号！ 汚腸の可能性が高いでしょう。いますぐこの本を読み進めて！

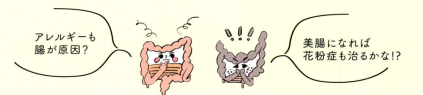

アレルギーも腸が原因？

美腸になれば花粉症も治るかな!?

Introduction ／ 美腸になる、5つのStep

便の色・形・においを
チェックしてみましょう

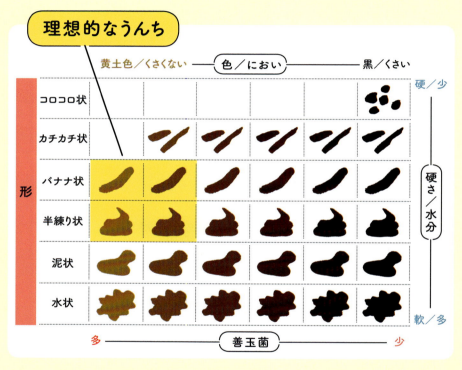

黄土色か黄茶色で**バナナ状**
甘酢っぱいにおいが理想の便

　あなたは自分の便を見ていますか？　便は腸からの「便り」。色や形、においをしっかりチェックしましょう。理想の色は黄土色か黄茶色で、形はバナナ状。量は片手にのるくらい、食べ物が発酵したような甘酸っぱいにおいが理想的です。野菜をたくさん食べると水に浮きますが、肉が多いと浮きません。便は食生活や腸の状態がわかる、健康のバロメーターなのです。

そもそも現代社会は腸が弱る原因がいっぱい

1 食生活の変化

食生活の簡便化や欧米化で、食物繊維の摂取量が減り、糖質や脂質の割合が増加。食品添加物の摂取もふえている。

2 ストレスの増大

世の中全体のスピード化や効率化により、ストレスの多い社会になっている。自殺者は毎年、交通事故死より多い。

3 運動量の低下

交通網が発達し、便利な家電が普及して家事労働も大幅に減少。運動量や歩くことが減り、特に有酸素運動が減っている。

女性の7割がおなかの悩みをかかえている!

働く女性の実態調査によると「便秘・便秘ぎみ」が53.3%、「3日以上出ない」が66.3%。具体的に多い悩みはおなかのハリ。女性ホルモンの影響や体の構造上、女性は便秘になりやすい。

女性が便秘になりやすい要因

- ●女性ホルモンの影響を受けやすい
- ●筋肉量が少ない
- ●トイレをがまんしやすい
- ●食事量が少ない
- ●社会環境的にストレスを受けやすい
- ●骨盤が開きやすく、臓器が多い

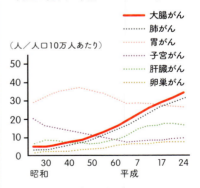

女性のがん死亡率1位は大腸がん

女性のがんの種類別に見た罹患率の推移。大腸がんが1位。大腸がんの増加を受けて、平成23年より40才以上の男女に検診がスタート。

※出典：厚生労働省「人口動態統計」
※肺がんは気管、気管支のがんを、子宮がんは子宮頸がんを含む。大腸がんは結腸と直腸S状結腸移行部および直腸がんの計。

Introduction / 美腸になる、5つのStep

腸が変わると、どうなるの?

おなかの悩みがなくなる!

腸によい食事や運動によって、腸のぜん動運動が正しく起こると、便秘や下痢が改善され、いつもおなかはスッキリ。それにより気持ちもスッキリ、精神的にもよい状態に。

美肌になる

腸が正常に働き、栄養がきちんと吸収され、老廃物がしっかり排出できれば、肌のターンオーバーが促進されて、ツヤツヤと美しくなり、顔色も明るくなります。

基礎代謝が上がり、やせやすくなる

腸内環境がよくなると、エネルギー消費がアップし、食欲を司るホルモンが正常に働くため、ムダに食べすぎることがなくなります。反対に、腸内環境が悪いと、同じだけ食べても太りやすくなってしまうのです。

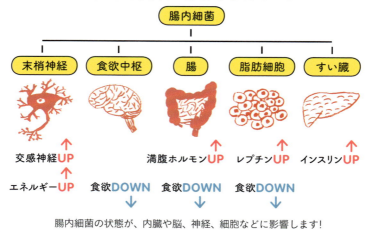

腸内細菌は代謝や食欲に影響を与えている

腸内細菌の状態が、内臓や脳、神経、細胞などに影響します!

冷えやむくみがとれる

腸がきれいになると体のめぐりがよくなり、水分や老廃物が体外に排出されやすくなります。体温も上がり、全身のむくみがとれるので、小顔＆スタイルUPにも。

疲れにくくなる

腸では幸せホルモンといわれるセロトニンを生成しているため、腸内環境がよくなると、やる気がアップ。自律神経もととのい、疲れにくくなります。

生理痛がやわらぐ

腸をととのえて自律神経の働きがよくなると、女性ホルモンの働きもアップ。生理痛やPMS（月経前症候群）などの症状がやわらぎます。生理前の便秘が改善するケースも。

認知症などの発症を遅らせる可能性も

腸と脳は密接につながっているため、腸内環境をととのえれば、認知症やパーキンソン病、うつ病などの発症を遅らせる、あるいは発症させない可能性もあるといわれます。

自律神経が安定し、メンタルが元気に

腸、自律神経、脳はそれぞれ密接に関わっているため、腸の働きがよくなれば、うつ症状が改善されて、やる気がアップ。気持ちが前向きになります。「腸が変わると脳が変わる」というのは、まさにこのこと。

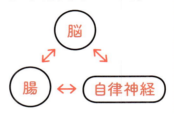

アレルギー症状が改善する

腸の働きがよくなれば、免疫細胞が活発につくられるため、アレルギー症状が緩和されます。「美腸ケアを始めたら花粉症が改善した」という声も、数多く聞かれます。

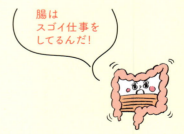

腸はスゴイ仕事をしてるんだ！

→ **だから** 腸が変わると、心も体も元気になる！

Introduction / 美腸になる、5つのStep

あらゆる病気は腸とつながっている！
腸を変えるために今すぐできる3つのこと

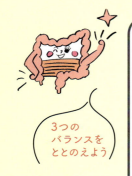

3つのバランスをととのえよう

食事

悪いものは出す！よい菌を入れて育てる

美腸のためにもっとも重要なのが食事。悪いものや老廃物は入れない、ためない！ そして、乳酸菌などよい菌が含まれる食材をとりましょう。オリゴ糖など善玉菌を育てるものをとることも大切です。食事の時間帯や食べる順番にも美腸になるコツが。

→くわしくはp.78へ

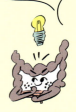

そうなのね！どこから始めよう!?

運動

便秘の解消につながるぜん動運動をあと押し

ウォーキングやジョギング、ストレッチといった全身運動は、腸のまわりの筋肉に刺激を与え、ぜん動運動を促進します。運動する時間がとれなくても、姿勢を正して歩いたり、呼吸を意識したりするだけでも効果的。ぜひ習慣にして。

→くわしくはp.30へ

腸もみ

セルフマッサージで腸の汚れを落とす

自分の手を使い、腸を押したり、つかんだり、とマッサージする腸もみは、体が劇的に変わる腸活の必殺技。52ページの自分の「腸タイプ」に合わせて行うと、ますます効果が実感できます。「あともう一息なのに出ない」ときも腸もみで一挙解決！

→くわしくはp.96へ

万年不調のチョウコさんが美腸ケアに励んでみたら……

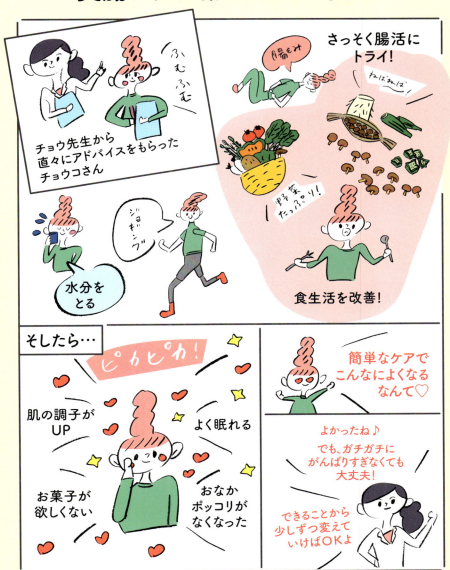

> Introduction ／ 美腸になる、5つのStep

美腸ケアで人生が変わった
ほかにも
人たちをご紹介！

日本美腸協会 代表理事
小野 咲さん

自分の経験が
協会設立の原動力に

　日本美腸協会を設立したきっかけは、小児科や便秘外来で働いていたときに、腸の不調が原因で心身の健康を崩している人に多く出会ったこと。私自身、長年悩んでいた便秘が腸をケアすることで解消したので、もっと腸の健康を広めたいと思ったのです。

小林メディカルクリニック東京
院長&医学博士
小林暁子先生

腸がよくなると
病気の症状も軽くなる

　今でこそ便秘外来で治療にあたっている私ですが、20代は便秘に悩んでいました。でも下剤を手放し、食生活を変えたら、みるみる不調がとれてすっかり健康に。患者さんを診ていると、腸がよくなると病気の症状も軽くなります。腸はやっぱりスゴイ！

須本愛子さん
　がん手術後の不調が美腸ケアでたちまち改善！よい影響は、家族にも及んでいます。
➡くわしくはp.32へ

岩崎恵子さん
　腸活を始めて20年来の下痢がよくなり、体重は12kg減。むくみがとれて、冷えも解消。➡くわしくはp.64へ

福原康子さん
　子宮トラブルを抱える中、美腸セルフケアをスタート。3カ月後には異常なしの診断！➡くわしくはp.94へ

岩永沙織さん
　食生活を大幅に変え、腸もみを始めたら理想の体型、理想の人生が手に入りました。➡くわしくはp.125へ

戸田幸伽さん
　痩身エステもまったく成果が出なかったのに、腸活を始めて半年で13kgダウン！➡くわしくはp.128へ

小國肖子さん
　腹を据えた腸活で、薬が手放せない、強度のパニック障害から復活しました！➡くわしくはp.142へ

やっぱり
腸が変わると、人生が変わる！

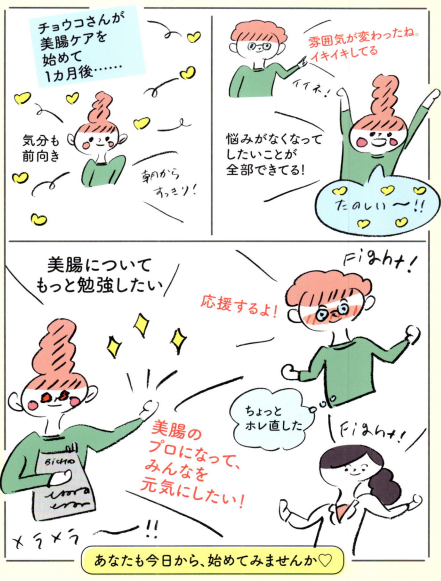

Contents

Introduction
腸が変われば、人生が変わる！ ……… 2

Part 1
この順番が実は重要！
美腸になる、5つのStep

最初に知っておきたい
美腸のための5Step ……… 20

Step 1 「入れない」 ……… 22

Step 2 「出す」 ……… 24

Step 3 「入れる」 ……… 26

Step 4 「育てる」 ……… 28

Step 5 「かためる」 ……… 30

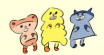

Part 2

知れば知るほど美腸に近づく!
そもそも「腸」って どうなってるの?

便秘がよくないのはわかるけど……
そもそも便ってどうやって出るの? ⋯⋯⋯⋯ 34

口から肛門までが消化管
腸も消化管の一部です ⋯⋯⋯⋯ 36

消化のサポート役!
胃の役割って何? ⋯⋯⋯⋯ 38

消化管の中心的存在
小腸の役割って何? ⋯⋯⋯⋯ 40

便をつくる最終器官
大腸の役割って何? ⋯⋯⋯⋯ 42

腸を支える筋肉が腸腰筋
骨盤まわりの筋肉は腸を保護します ⋯⋯ 44

女性の便秘は男性の2倍!
腸の健康には男女差があります ⋯⋯⋯ 46

腸の働きがよくなると
副交感神経が優位になります ⋯⋯⋯ 48

腸が変わると心も変わる!
腸と脳の深～い関係 ⋯⋯⋯⋯ 50

あなたはどの腸タイプ? ⋯⋯⋯⋯ 52

腸のソボクな疑問 **Q & A** ⋯⋯⋯⋯ 54

Part 3

今すぐ始めよう!
きれいな腸をつくる
毎日の習慣

腸によい**10**の習慣 —— 66

習慣 **1**	朝起きたらコップ1杯の水	66
習慣 **2**	朝食をきちんととる	67
習慣 **3**	朝日を浴びる	68
習慣 **4**	トイレに行って座る	69
習慣 **5**	食事の時間は決めすぎない	70
習慣 **6**	日中は姿勢と呼吸を意識する	71
習慣 **7**	腸に刺激を与える運動をする	72
習慣 **8**	リラックスする時間をつくる	73
習慣 **9**	入浴しておなかをあたためる	74
習慣 **10**	腸のゴールデンタイム、24時には就寝	75

今すぐカット! 汚腸を招く悪習慣 —— 76
腸にいい食事をとりましょう —— 78
すぐにできる食べ方の工夫 —— 86
理想の朝食はコレ! —— 88
理想の昼食はコレ! —— 89
理想の夕食はコレ! —— 90
理想の間食はコレ! —— 91
これまでの食事を振り返ってみましょう —— 92

Part 4

1日5分で人生が変わる!
腸ストレッチと腸もみで
理想の自分になる

美腸になるには
腸ストレッチと腸もみを組み合わせる …… 96

基本の腸ストレッチ …… 98

基本の腸もみ …… 102

タイプ別 腸ストレッチ&腸もみ

下がり腸	110
冷え腸	112
むくみ腸	114
たまり腸	116
ガス腸	118
ストレス腸	120

最終兵器!
出る出るストレッチ&腸もみ …… 122

美腸クッションで　ながら腸もみ♪ …… 124
理想のプランをつくりましょう …… 126

Part 5

便秘・下痢にサヨナラしたい！
腸トラブルの予防法、教えます

- 毎日出ていてもスッキリしない場合は便秘です ─── 130
- 便秘は**女性ホルモン**と密接につながりがあります ─── 132
- ストレスや生活習慣の乱れから発生する**腸の病気** ─── 134
- **便秘薬**を使うときは弱いものから ─── 136
- 便秘薬の**減らし方**と**やめ方**を知っておきましょう ─── 138
- 重度の便秘なら**便秘外来**へ行きましょう ─── 140

Part 6

美腸プランナーへの道！
おさらい問題にトライ

- 美腸プランナー初級レベル ─── 144
- 美腸プランナー3級レベル ─── 148
- 美腸プランナー2級レベル ─── 152

- おわりに ─── 154
- さくいん ─── 158

「美腸」になったら人生変わった！ SPECIAL TALK

1. 腸活で絶不調から脱出！ 自分が変わったら、家族も変わった ─── 32
2. むくみや冷えで下向きだった心と体が汚腸を見直したら上向きに！ ─── 64
3. 深刻な婦人科系トラブルも美腸セルフケアで改善！ ─── 94
4. 美腸食や腸もみ、生活を変えたら理想の人生が手に入った！ ─── 125
5. 痩身エステでもやせられなかったのに半年の腸活で体重が13kg減！ ─── 128
6. 40代で強度のパニック障害に　美腸生活でとり戻した心身のバランス ─── 142

Part 1

この順番が実は重要！
美腸になる、5つのStep

Part 1 ／ 美腸になる、5つのStep

最初に知っておきたい
美腸のための5Step

この順番が大事！

Step 1
「入れない」
腸によくないものを入れない

添加物や薬など、腸内環境によくないものをたくさんとっていると、いくらよい菌を入れても、腸内のバランスはととのいません。そもそも「入れない」こと。

→ くわしくはp.22へ

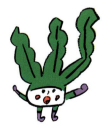

Step 2
「出す」
体の老廃物をしっかり出す

不要な老廃物が残っていると、必要な栄養も吸収できません。食物繊維や水分をとって、便としてしっかり出しましょう。健康な人の便はその80％が水分です。

→ くわしくはp.24へ

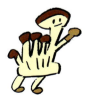

Step 3
「入れる」
発酵食品を積極的に食べる

老廃物を出せる体になったら、腸内環境をよくする乳酸菌が入った発酵食品を積極的にとりましょう。年齢とともに善玉菌が減るので意識して補って。

→ くわしくはp.26へ

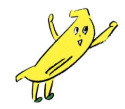

「腸にいいものを食べる」前に必要なのは？
必要なステップを踏むことが美腸への早道

　腸をきれいにするためには、まず「腸にいいものを食べなきゃ！」と思いがちですが、ちょっと待って。とり入れる前に、腸によくないものを「入れない」ことと、ため込まずに「出す」ことが必要です。腸内によけいなものがあり、腸内環境が悪ければ、どれだけよい栄養をとっても吸収することができません。そのうえで腸にいいものを「入れる」、そして腸内細菌を「育てる」ことが効率的です。仕上げは、腸の周辺の筋肉を鍛えて、腸が下がらないよう「かためる」こと。この順番を踏むことが重要です。

Step 4
「育てる」
善玉菌を育てる食品をとる

オリゴ糖や食物繊維などは、腸内の善玉菌のエサになります。野菜や調味料など、日々の食生活にうまくとり入れれば、腸内環境はさらによくなります。

→ くわしくはp.28へ

Step 5
「かためる」
腸のまわりの筋肉を鍛える

腸に近い腸腰筋や横隔膜、骨盤底筋群といったインナーマッスルを鍛えると、腸が下がるのを防ぎ、腸の働きを正常化します。姿勢や呼吸も大事。

→ くわしくはp.30へ

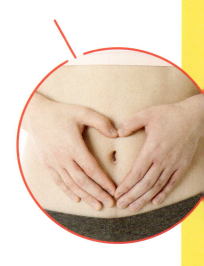

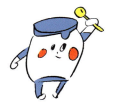

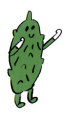

Part 1 ／ 美腸になる、5つのStep

Step 1

「入れない」

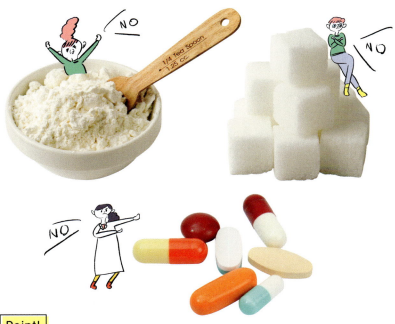

Point!

食品添加物に気をつけて！

着色料や保存料をはじめとする食品添加物は、不要な腸内細菌をふやし、腸内環境に悪影響を及ぼす代表格。特にインスタント食品や加工食品、コンビニ食など賞味期限の長いものは要注意。増粘剤は、サプリメントのつなぎに使われることが多い添加物。調味料も食品表示原材料をチェックしてから買う習慣をつけましょう。

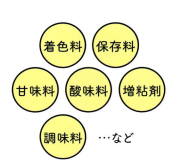

着色料　保存料　甘味料　酸味料　増粘剤　調味料　…など

まずは腸内環境に悪い影響を及ぼす
食品添加物や薬を体に入れない

　腸をきれいにするためには、まずは善玉菌(p.26)の敵となる食品添加物を「入れない」こと。化学合成物質である食品添加物は、私たちの体に入ると排泄されずにたまり、必要な栄養の吸収を妨げます。また精製された白い小麦粉や砂糖などは食物繊維や栄養素が抜けているだけでなく、漂白剤が使用されていることも。

　薬にも要注意。特に抗生剤は、腸に入ると悪い菌だけでなく、よい菌まで殺してしまうため、腸にとっては大敵です。免疫力まで落ちてしまうので、医師の診断なく安易に飲まないようにしましょう。腸によいものを食べる前に、腸の働きに悪影響を及ぼすものを「入れない」ことを心がけてください。

check! ふだん何げなくとっていませんか?

小麦粉
精製された白い小麦粉は、漂白剤が使われている恐れが。全粒粉なら食物繊維やビタミンがとれる。

コンビニ食
賞味期限の長いコンビニ食は、保存料が入っているものが多い。食品添加物の少ないものを。

ジュース
白砂糖がたっぷり入ったジュースは、腸内に悪い菌をふやす。のどが渇いたら、水かお茶がおすすめ。

お菓子
白砂糖を使ったお菓子は、糖分が多くビタミン不足になりがち。黒砂糖やてんさい糖でつくったものを。

ファストフード
あとを引くおいしさは食品添加物によるもの。質の悪い油や脂肪も多いので、なるべくなら避けたい。

インスタント食品
増粘多糖類や人工甘味料など、さまざまな食品添加物が用いられているため、できるだけ控えて。

加工品
ウインナやハムには、発色剤が使われているものも。高価でも、食品添加物が少ないものを選んで。

薬
抗生剤は腸内のよい菌も悪い菌もすべて殺してしまうため、腸内環境の悪化につながる。

Part 1 / 美腸になる、5つのStep

Step 2
「出す」

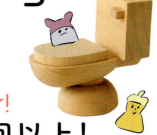

Q 50年前は1日何回排便があったでしょう？

Answer!
1日3回以上！

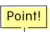
便が減った理由

1 食物繊維摂取量の低下

1955年は10gだった穀物摂取量が、2011年は3gに。それにより食物繊維の摂取量が減って、便も減少。

2 食品添加物の増加

手軽に買えるコンビニ食や加工品などの普及で、食品添加物の摂取量がアップ。腸内環境は悪化の一途。

3 筋力・運動量の減少

デスクワークが多くなったため、一般的に筋肉量が減り、運動不足傾向に。腸のぜん動運動も悪化している。

日本人の食物繊維摂取量の推移

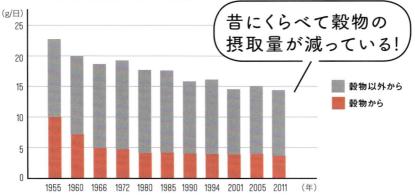

昔にくらべて穀物の摂取量が減っている！

＊出典：日本食物繊維研究会誌；1,3-12 1997 国民栄養調査、2001年からは国民健康・栄養調査

今の排便ペースはどれぐらい？
しっかり便を出すことに意識を向けて

　腸内細菌の敵は入れず、必要な栄養素をとり込めたら、残りカスの便を「出す」ことに意識を向けましょう。

　あなたの排便ペースはどれぐらいですか？　1日1回？　それとも3日に1回？　実は50年前の日本人の排便ペースは、なんと1日に3回以上！　その理由は、現代にくらべると、食物繊維が豊富な「穀物の摂取量」が圧倒的に多かったからです。ほかにも、インスタント食やコンビニ食など食品添加物の多い食事の普及や、交通網の発達、デスクワークがふえたことによる運動不足なども背景にあります。美腸のためには、便をしっかりと「出す」ことは欠かせません。

 健康な人のうんち

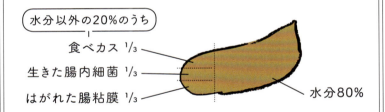

健康な人の便は80％が水分。残り20％のうち、1/3が食べカス、1/3が生きた腸内細菌、1/3がはがれた腸粘膜。便として出すためには、食べカスとして残る食物繊維をとることが重要。

下痢の人は……
腸のぜん動運動が不規則なため、水溶性食物繊維（p.79）を多くとり、腸の汚れを落とそう。＋乳酸菌（p.80）で腸内をととのえる。

便が細い人は……
食物繊維、それもしっかり便をつくる不溶性食物繊維（p.79）をメインにとろう。乳酸菌（p.80）や水分も多めにとって。

→ 食物繊維をとりましょう　〈わしくはp.78へ

Part 1 / 美腸になる、5つのStep

Step 3

「入れる」

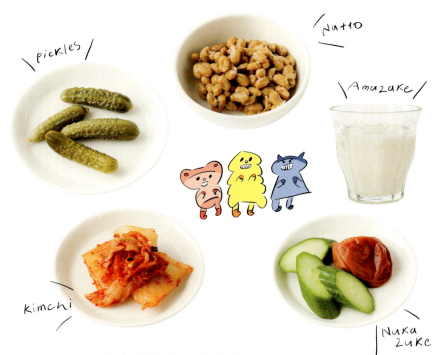

腸内細菌の理想的なバランス

2 : **1** : **7**

善玉菌 : 悪玉菌 : 日和見菌

- ビフィズス菌
- 乳酸桿菌
- 腸球菌 など

- ウェルシュ菌
- フラギリス菌
- クロストリジウム など

- バクテロイデス
- 大腸菌(非病原性)
- ユーバクテリウム など

善玉菌が優勢になるように乳酸菌を意識的にとりましょう

　次に目指したいのは、腸内細菌のエサになる乳酸菌（p.80）を体内に直接「入れる」こと。これを「プロバイオティクス」と呼びます。腸内細菌は善玉菌・悪玉菌・日和見菌に分類されます。その比率は2：1：7。善玉菌が消化・吸収の補助や免疫刺激など、健康保持や老化防止に役立つのに対し、病気の引き金になったり、老化を促進したりするなど健康を阻害するのが悪玉菌です。日和見菌は、腸内で善玉菌が優勢になるとよく働き、悪玉菌が優勢になると悪く働きます。加齢とともに悪玉菌がふえますが、生活習慣を正せば、善玉菌が優位な腸をキープできるでしょう。

年をとると腸内環境は悪くなっていく！

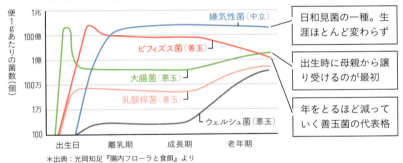

＊出典：光岡知足『腸内フローラと食餌』より

 ## 腸内環境が悪化する原因

・抗生剤や抗がん剤などの薬
善玉菌も悪玉菌も一斉に殺してしまうため、免疫力がダウン。

・過度なストレス
外食や移動などがつづき、ストレスがたまると、悪玉菌が増殖。

・食品添加物
悪玉菌をふやす腸の大敵。そもそも腸の中に入れないのが得策。

・開腹手術などの創傷
開腹手術で腸同士に癒着が起こることで、腸内が悪化する。

→ **乳酸菌をとりましょう**　くわしくはp.80へ

Part 1 / 美腸になる、5つのStep

Step 4

「育てる」

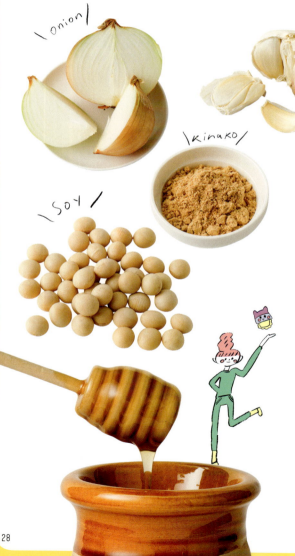

オリゴ糖

大腸までしっかり届き、腸内の善玉菌のエサになる代表選手。善玉菌をふやして、悪玉菌の増殖を抑える働きがある。玉ねぎやにんにく、大豆、アスパラガスなどの食品からとるのがおすすめ。甘味料として市販されているものは、添加物のないものを選んで。

食物繊維

食物繊維の中でも、特に善玉菌のエサになるのが、水にとける「水溶性食物繊維」。水にとけるとゲル状になるため、多くとるほど、便の水分をふやして便通を促す。海藻類のほか、なめこやオクラ、納豆など、ネバネバ食材に多く含まれるので、積極的にとりたい。

オリゴ糖や食物繊維は善玉菌のエサ。とるほどに善玉菌がふえる!

　腸内に菌を入れて善玉菌をふやしたら、今度は腸内で善玉菌を「育てる」ことが大切です。菌を育ててくれるのは、オリゴ糖や食物繊維。このように消化酵素（p.84）で分解されず、大腸まで届いて善玉菌のエサになる食品は「プレバイオティクス」と呼ばれます。プレバイオティクスを積極的にとると善玉菌はどんどんふえて、腸内フローラは豊かに広がります。腸内フローラとは、小腸の一部である回腸から大腸にかけて、花畑のように群生している腸内細菌のこと。その量は1.5kgともいわれます。
　「オリゴ糖」や「水溶性食物繊維」は、いつもの食事に意識的にとり入れるようにしましょう。

 腸内フローラをふやすオリゴ糖

イソマルトオリゴ糖	グルコースを構成糖とするもの。みそやしょうゆ、清酒、はちみつなどに含まれている。
フラクトオリゴ糖	砂糖に果糖が結びついた甘味料の一つ。にんにくや玉ねぎ、ごぼう、バナナからとれる。
ガラクトオリゴ糖	ビフィズス菌の増殖を促す物質として、母乳に含まれていることで知られる。
大豆オリゴ糖	ラフィノースとスタキオースから構成。きなこや豆乳など大豆製品に多く含まれる。
キシロオリゴ糖	食物繊維の一つであるキシランが分解されたもの。たけのこやとうもろこしに含まれる。
ラフィノース	ビートから抽出して精製されたもの。キャベツやアスパラガスなどの野菜にも含まれる。

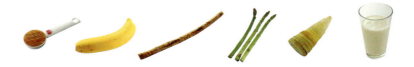

Part 1／美腸になる、5つのStep

Step 5

「かためる」

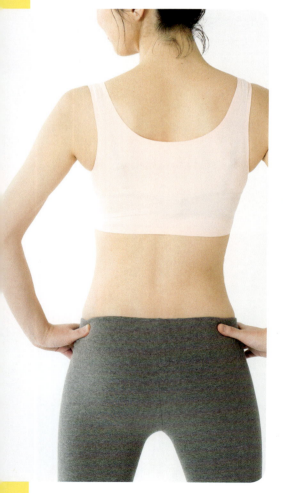

腸腰筋を鍛えましょう！

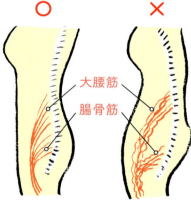

○　　×

大腰筋
腸骨筋

股関節の深層に位置する腸腰筋は、腰椎から太もものつけ根についている「大腰筋」と、骨盤の腸骨内面に付着している「腸骨筋」から構成されている。この2つの筋肉がゆるむと、右のようにおなかがポッコリ。鍛えると、おなかはスッキリ、スタイルもよくなる。

腸のまわりの筋肉を鍛えると
腸があるべき場所におさまります

　腸を内側からケアしたあとは、腸のまわりの筋肉を「かためる」こと。腸は加齢や筋力の低下、出産などで下がりやすくなりますが、あるべき場所におさまれば、腸の動きがよくなります。特に鍛えてほしいのが、股関節の深い部分にある「腸腰筋」。腸が下がらないように支える、腸に近い筋肉です。

　また腸を保護する横隔膜や腹横筋、骨盤底筋群などのインナーマッスルを刺激して動かすことも大切です（p.44）。これらの筋肉を鍛えるにはウォーキングやストレッチもおすすめですが、ふだんから姿勢や呼吸を意識することもトレーニングにつながります。姿勢や呼吸を正すと、見た目がよくなるのもうれしい！

check! ふだんから筋肉を鍛えましょう

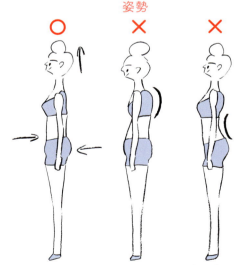

おなかとおしりを引っ込めると、骨盤が立ち、まっすぐな姿勢に。上から引っぱられるような姿勢で歩くと、20分ほどで腸が動き始める。猫背やそり腰は、腸が下がる原因に。

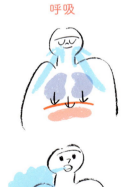

呼吸は横隔膜を動かすチャンス。鼻から5秒吸い、10秒かけて口から吐き出して。特に吐くことを意識する。寝る前に行うと自律神経がととのい、ぐっすり眠れる。

Column

「美腸」になったら人生変わった！
SPECIAL TALK 1

腸活で絶不調から脱出！
自分が変わったら、家族も変わった

　39歳で甲状腺がんを患い、手術は成功したものの、体調がガタガタ。紆余曲折をへて腸にたどりつき、美腸ケアを始めました。食生活をすべて見直したら、1年ほどで私と中学生の息子の花粉症が改善。血液検査の結果も劇的に変わり、日に日に心も体も元気になっていきました。

　私の変化に興味を示した夫も腸活を始め、体重16kg減、ウエスト－20cm。食べたものが心と体をつくると実感。そして自分が変わることで、家族がこんなに変わったことに驚き。家じゅうが明るくなりました。

エグゼクティブ認定講師
・認定セラピスト
須本愛子さん（44歳）

中国・四国地方初の美腸プランナー。2018年に山口県美腸プロジェクトを立ち上げ、美腸を実践する場として「お弁当腸向上委員会」を毎週開催。

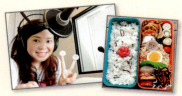

（左）美腸を伝えるラジオパーソナリティとしても活動中。（右）美腸食材豊富な、作りおきで「詰めるだけ弁当」。

須本さんの腸ハッピー度

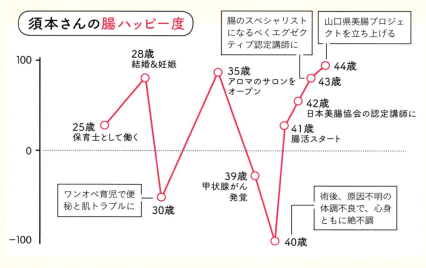

25歳 保育士として働く
28歳 結婚＆妊娠
30歳 ワンオペ育児で便秘と肌トラブルに
35歳 アロマのサロンをオープン
39歳 甲状腺がん発覚
40歳 術後、原因不明の体調不良で、心身ともに絶不調
41歳 腸活スタート
42歳 日本美腸協会の認定講師に
43歳 腸のスペシャリストになるべくエグゼクティブ認定講師に
44歳 山口県美腸プロジェクトを立ち上げる

Part 2

知れば知るほど美腸に近づく!

そもそも「腸」って どうなってるの?

Part 2 ／ そもそも「腸」ってどうなってるの？

便秘がよくないのはわかるけど……
そもそも便ってどうやって出るの？

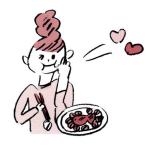

1 口から入った食べ物は食道を通って胃へ

口に入れた食べ物は、唾液とともに咀嚼されて飲み込まれ、咽頭と食道を通って胃に入る。

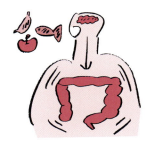

2 胃結腸反射が起こり、腸が動き出す！

食べ物が胃に入ると、その刺激で大腸のぜん動運動が始まる「胃結腸反射」が起こる。意外に早い！

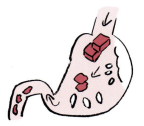

3 食べ物は胃液とまぜられドロドロに

胃に入った食べ物は、胃で胃液とまぜ合わされてドロドロに。少しずつ十二指腸に送り出される。

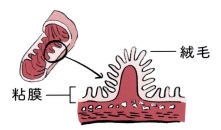

4 小腸で栄養素のほとんどが吸収される

小腸では消化酵素が分泌され、栄養素のほとんどが消化・吸収される。粘膜の絨毛が栄養をキャッチ。

5
大腸で水分が吸収され便の形に

大腸に到達した消化物の9割は水分。直腸に達するまでの過程で、水分と電解質を吸収し、その残りカスを便として形成する。

6
直腸に便がたまると排便反射が起こる

結腸から直腸に便が運ばれて直腸に便がたまると、重みで直腸壁が進展し、排便反射が起こる。刺激が排便中枢を介して大脳に伝わり便意を感じる。

早くても
排泄までに
24時間かかる！

7
便意が生じて、便を出す準備スタート

便意が生じると、腹筋は収縮、横隔膜は下降し、便を押し出す準備がスタート。腹圧は高まり、便は下にぐっと押し下げられる。いよいよ排便！

8
内肛門括約筋がゆるみ便が体外に排出

やがて内肛門括約筋が自然とゆるみ、自分の意思で外肛門括約筋をゆるませて、便を体外に排出する。排泄されるまでに24〜48時間かかる。

Part 2 / そもそも「腸」ってどうなってるの?

口から肛門までが消化管
腸も消化管の一部です

Point!
口から食道、胃、小腸、大腸、肛門まで1本の管でつながっている。この消化管のまわりに肝臓や胆のう、すい臓などが位置し、消化器系を構成している。

胃
おなかの左上、横隔膜の下にあり、肋骨に保護されている。袋状にふくらむ器官で、容量は1.2〜1.5ℓ。

大腸
大腸の両端にある上行結腸と下行結腸で固定されている。便秘で便がたまると、重みを増してたれやすくなる。

小腸
胃や大腸と異なり、固定されず、体の中で浮いているような臓器。有害物質が入ると下がったり、むくんだりしやすい。

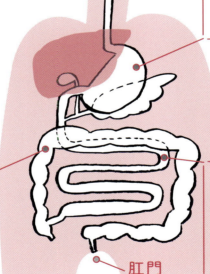

肛門

小腸って浮いているんだね!

腸がたれるなんて知らなかった〜

腸がスムーズに働くことは
栄養の吸収や老廃物の排出に欠かせない

　口から入った食べ物は食道を通り、胃でかくはん・消化されたあと、十二指腸、小腸に送られます。さらに小腸で本格的に消化・吸収され、不要なものは大腸へ。大腸でも吸収されなかったものが、残りカスとして直腸にたまります。これが便で、ある一定量に達すると、脳に信号が送られて排便されます。この一連の動きが正しく行われると、体は健康に保たれます。なかでも大事なのは腸。腸がスムーズに働かないと、栄養素が吸収されなかったり、老廃物が再吸収されてしまうことも。腸の位置も重要。下がっていると危険信号です。また、締めつける洋服は、腸の血流を阻みます。ジャストサイズかゆったりめのものを着ましょう。

 腸下がり度チェック

check! 1
おへそライン診断

腸が下がっていると、便秘や下痢を起こしやすい。おへそのラインが横長なら、下がっている可能性大。縦長なら腸があるべき場にある証拠。

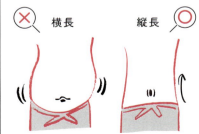

おへその裏側にある小腸がたれると、横長に変形する。腸の位置を上げると、美しい縦長のおへそに！

check! 2
おへそ下冷え診断

おへその下に手を当てて、冷たいかあたたかいかで、今の小腸の状態を確認できる。おへその下が冷たかったら、腸は元気がないのかも。

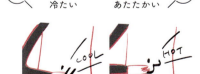

おへその下が冷えているのは、腸が下がり血流が悪い状態。あたたかいと腸の位置も状態もよいということ。

Part 2 ／ そもそも「腸」ってどうなってるの?

消化のサポート役!
胃の役割って何?

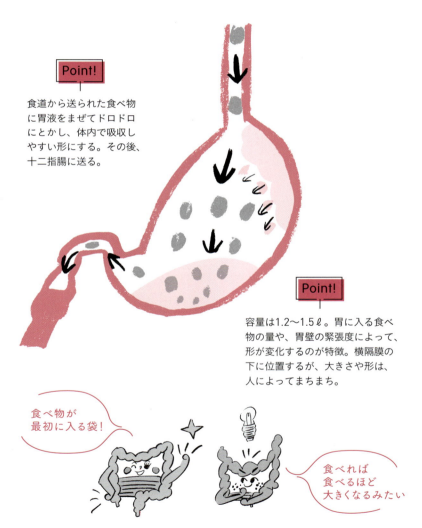

Point!
食道から送られた食べ物に胃液をまぜてドロドロにとかし、体内で吸収しやすい形にする。その後、十二指腸に送る。

Point!
容量は1.2〜1.5ℓ。胃に入る食べ物の量や、胃壁の緊張度によって、形が変化するのが特徴。横隔膜の下に位置するが、大きさや形は、人によってまちまち。

食べ物が最初に入る袋!

食べれば食べるほど大きくなるみたい

小腸で消化・吸収しやすいよう
食べ物をドロドロにとかして準備します

　食べ物は、食道を通って胃に運ばれます。胃に入った食べ物の一般的な滞留時間は、3〜6時間。その後、胃液でとかされてドロドロ状になり、かくはんされて小腸で効率的に消化・吸収できるように準備されます。胃液から分泌される胃酸は、細菌などを殺します。

　次の十二指腸に送り出されるのは、食べてから早くて10分後。3〜4時間で8割が移動します。一気に腸に流れ込まないように整備することから、胃は交通整理をする人にたとえられることも。

　いずれも胃は消化の準備をする場所。野菜や果物から食べる、たんぱく質は煮るなど、消化に負担をかけない食べ方が大切です。

 胃液とは……

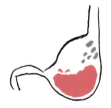

胃の粘膜から分泌される消化液で、主成分はたんぱく質分解酵素であるペプシン。分泌量は1日に1〜2ℓといわれる。食べ物を見たり、においをかいだりすると、迷走神経反射で分泌が起こる。胃液に含まれる強い酸性の消化液が胃酸。食べ物の消化や殺菌のために分泌されている。

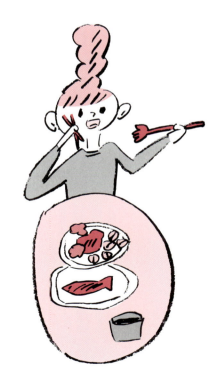

Part 2 ／ そもそも「腸」ってどうなってるの？

消化管の中心的存在
小腸の役割って何？

Point!

十二指腸、空腸、回腸に分かれていて、その大部分を空腸と回腸が占めている。全長6〜7m。固定されておらず、おなかの中で動くことができる。

十二指腸

「指を12本並べた長さ」から、十二指腸といわれる小腸の最初の部分。実際は約25cm。アルカリ性の胆汁やすい液を分泌して酸を中和する。

空腸

小腸の約⅖を占める空腸は、腸壁が厚く、ぜん動運動が活発。すぐに消化されて、からっぽになることから、こう呼ばれる。

回腸

小腸の約⅗を占める、最も長い部分。食べ物を吸収可能なレベルに分解し、栄養素を吸収するため、動きがゆっくりで、腸管も細め。

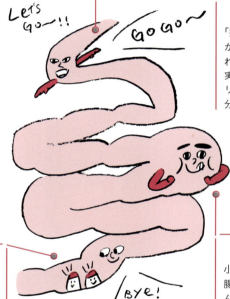

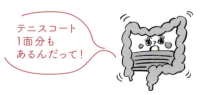

テニスコート1面分もあるんだって！

おなかの中はギュウギュウなのね

消化活動の仕上げを行いながら
免疫細胞やセロトニンの生成も

　胃からつづく小腸は、十二指腸、空腸、回腸の３つに分かれ、全長６～７ｍ、表面積はテニスコート１面分の広さにもなる器官です。

　小腸の役割は３つ。１つは、運ばれてきた食べ物の栄養を効率よく消化・吸収すること。空腸と回腸では、さまざまな消化酵素やぜん動運動で食べ物を吸収しやすいように分解しています。２つ目は免疫細胞の生成。回腸では、パイエル板と呼ばれるリンパの集まっている細胞が、独自の免疫機能を発揮します。３つ目は幸せホルモンであるセロトニンの生成と分泌です。その９割が小腸で生成されています。このように小腸は、心と体に関わる役割が多いことから、消化管の中でも最も大事な器官といわれます。

 消化管の中で小腸が大事な3つの理由

1	**食べ物を消化・吸収する**	小腸の内壁には粘膜が盛り上がった「輪状ヒダ」があり、その粘膜には500万以上もの「絨毛」が存在し、総面積は200㎡！　主に糖質とたんぱく質を吸収する。脂質は「粘膜上皮」の下に集まるリンパ管が吸収する。
2	**免疫細胞を生成する**	粘膜上皮の下に集まっているリンパ組織は、「パイエル板」と呼ばれ、腸独自の免疫機能を担っている。特に回腸で発達していて、免疫細胞の７割をつくっている。よい腸内細菌をふやすと免疫力がアップするのはこのため。
3	**セロトニンを生成・分泌する**	脳内神経物質であるセロトニンの９割をつくっている。脳やせき髄からの指令がなくても反応を起こさせる神経系をもっていることから、腸は「第二の脳」と呼ばれる。セロトニンの分泌に異常が起こると、下痢や便秘に。

Part 2 ／ そもそも「腸」ってどうなってるの?

便をつくる最終器官
大腸の役割って何?

上行結腸
体の右側に位置し、盲腸から入った食べカスを下から上へ運ぶ役目を果たす。

横行結腸
上行結腸と下行結腸をつなぐつり橋状の部分。下行結腸へのカーブで便が詰まりやすい。

Point!

盲腸、上行結腸、横行結腸、下行結腸、S状結腸、直腸からなる。長さは約1.5m。500種類以上の腸内細菌が存在する。

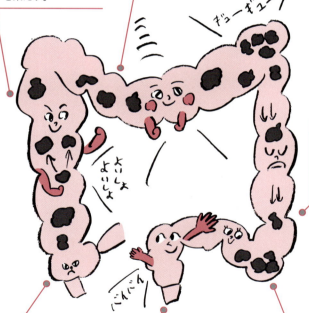

下行結腸
体の左側に位置する。激しいぜん動運動で、便がだんだんと形づくられる。

盲腸・虫垂
盲腸は大腸の始まり。盲腸から突き出た細い突起が虫垂。リンパ組織が集まる。

直腸
肛門近くで、便を一時保管。排便神経と連携し、便意をコントロールしている。

S状結腸
下行結腸から運ばれてきた食べカスは、直腸に行く前に、ここで一時的に保管。

消化・吸収の総仕上げは大腸の仕事です

　小腸からおなかの中を1周して肛門につづく大腸は、大きく盲腸、結腸、直腸に分けられます。大腸の大きな仕事は、小腸で消化・吸収された残りの食べカスから水分を抜きとり、便として排泄すること。大腸に入ったときはドロドロの状態の便も、大きなぜん動運動によって形づくられ、直腸に押し出され、やがて脳からの指令によって便意が生じ、排出されます。ただし、便がたまりすぎていると、脳に信号を送っても届かず、便意を感じません。

　口から入って便として排泄されるまでにかかる時間は、24〜48時間。これが毎食のサイクルとして起こるのが理想的です。

 大腸の大きな役割は2つ！

1	**水分の吸収**	小腸で消化されなかった食べ物は、そのまま大腸に運ばれる。大腸で水分や電解質が吸収され、それでも吸収されない残りカスで便がつくられる。
2	**便の形成**	水分を吸いとりながら、大きなぜん動運動によって、だんだんと便が形成される。ある一定量がS状結腸に蓄積されると直腸へ。やがて大脳から指令が出て、排泄にいたる。

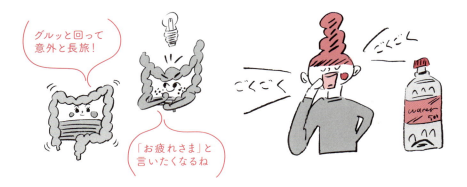

Part 2 ／ そもそも「腸」ってどうなってるの?

腸を支える筋肉が腸腰筋
骨盤まわりの筋肉は腸を保護します

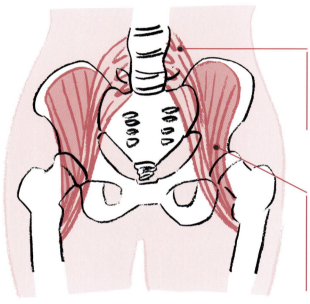

腸腰筋
腸を支える腸腰筋は股関節深部に位置し、大腰筋と腸骨筋から構成されている。

骨盤まわりの筋肉
横隔膜をはじめ、多裂筋、腹横筋、骨盤底筋群などインナーマッスルで腸を保護。

ストレッチやマッサージで腸の位置を戻して便秘解消

　腸はそもそも体の中で、ほぼ固定されず浮いているような臓器。便がたまると、腸が下がったり、むくんだりして腸の位置が偏ります。だからこそ本来あるべき場所に腸を戻せば、ぜん動運動が正しく起こり、便秘も解消します。腸の位置を戻すには、ストレッチやマッサージなどで、腸を支える腸腰筋や腸を保護する骨盤まわりの筋肉を動かすのが有効です。

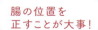
腸の位置を正すことが大事！

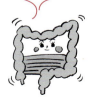

check! 腸を守る骨盤まわりの筋肉

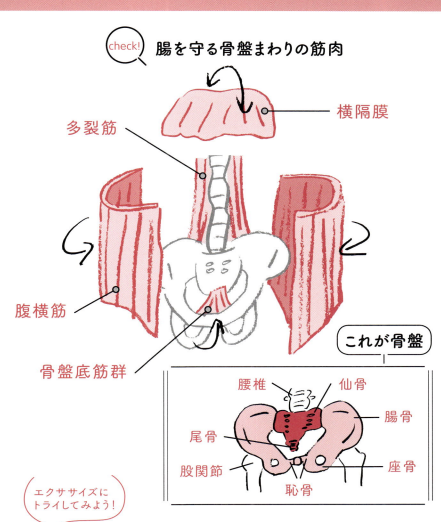

- 横隔膜
- 多裂筋
- 腹横筋
- 骨盤底筋群

これが骨盤
- 腰椎
- 仙骨
- 尾骨
- 腸骨
- 股関節
- 座骨
- 恥骨

エクササイズにトライしてみよう！

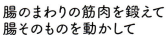

腸のまわりの筋肉を鍛えて腸そのものを動かして

　デスクワークが中心の現代人は、座りっぱなしで腸腰筋がゆるいうえ、呼吸が浅く横隔膜を動かさないため、腸の動きが鈍くなっています。ですから、まず美腸エクササイズで、腸のまわりの筋肉を鍛えて、腸自体を動かしましょう。腸に対して直接的に刺激を与えるのが腸もみ、間接的に刺激を与えるのが腸ストレッチです。くわしい方法はPart 4（p.96〜）で紹介します。

Part 2／そもそも「腸」ってどうなってるの?

女性の便秘は男性の2倍!
腸の健康には男女差があります

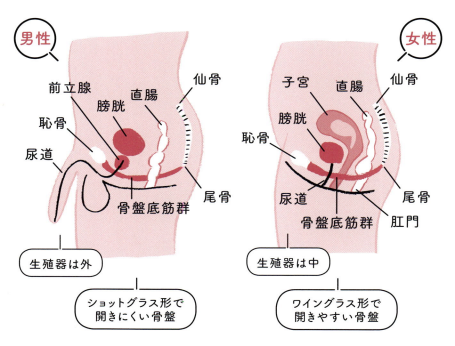

男性／女性

ショットグラス形で開きにくい骨盤／ワイングラス形で開きやすい骨盤

生殖器は外／生殖器は中

男性にくらべると女性のほうが便秘が多いのはなぜ?

　女性の便秘率は、男性の2倍といわれています。なぜなら、女性は男性にくらべると、骨盤内に臓器が多いため、骨盤が開きやすく、腸のまわりの筋肉もゆるみやすいため。そのほか、筋肉が少ない、ホルモンの影響が大きいことも便秘の原因とされています。また一般的に男性よりも女性のほうが、社会環境的にストレスを受けやすいという点も見落とせません。

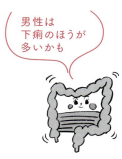

男性は下痢のほうが多いかも

月経や閉経など女性ホルモンに振り回されるのが女性の便秘

　女性が一生涯で、便秘になりやすい時期は3回あります。1回目は、生まれたとき。産道を通るときに母親からもらった腸内細菌や、消化機能が未熟といった要因で腸内環境が悪化すると便秘が起こります。2回目は、20歳前後。実家から離れる、進学や就職などの環境の変化で、精神的なストレスを感じると、便秘になりやすくなります。3回目は、50歳前後の閉経時です。閉経によって女性ホルモンの分泌が低下すると、自律神経が乱れやすくなり便秘がちに。このほか、思春期に月経が始まってからは、月経周期によって便秘になりやすくなる人も。女性ホルモンと便秘の関係については、p.132でもくわしく解説します。

check! 特に便秘になりやすいのは生涯に3回！

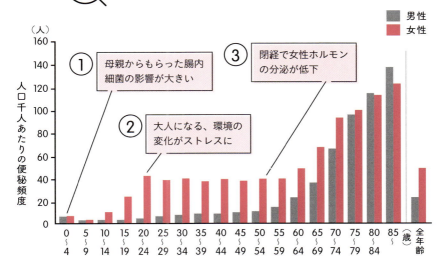

＊出典：厚生労働省「平成22年国民生活基礎調査」より作成

Part 2 ／ そもそも「腸」ってどうなってるの？

腸の働きがよくなると
副交感神経が優位になります

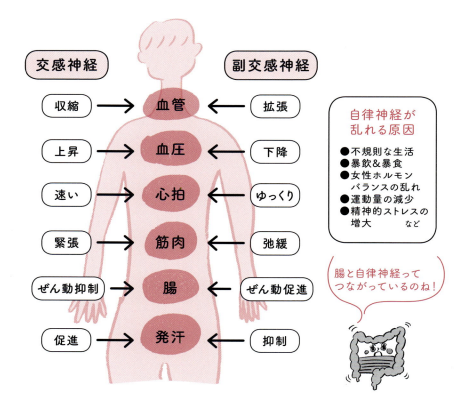

自律神経とは……

各器官の生命活動を調整するために、絶えず働きつづけている神経のこと。活動すると優位に働く「交感神経」と、休むと優位に働く「副交感神経」のバランスをとりながら、体をコントロールしています。

交感神経		副交感神経
収縮 →	血管	← 拡張
上昇 →	血圧	← 下降
速い →	心拍	← ゆっくり
緊張 →	筋肉	← 弛緩
ぜん動抑制 →	腸	← ぜん動促進
促進 →	発汗	← 抑制

自律神経が乱れる原因
● 不規則な生活
● 暴飲＆暴食
● 女性ホルモンバランスの乱れ
● 運動量の減少
● 精神的ストレスの増大　　など

腸と自律神経ってつながっているのね！

自律神経のバランスがよくなれば
腸も体調もととのいます

　自律神経は、交感神経と副交感神経がバランスよく働くのがベスト。交感神経が優位だと心身が休まらず、副交感神経が優位だと心身にエンジンがかかりにくくなります。とはいえ、交感神経優位に偏りがちな現代人は、意識して副交感神経を優位にすることが大事です。実は腸にとっても、副交感神経を優位にすることは重要。腸のぜん動運動が促進されるのは、副交感神経が優位なときだからです。おふろに入ったり、リラックスしたりするのが、腸にとっても重要なのはこのため。自律神経がととのっていて腸の状態が良好であれば、質のよいきれいな血液が細胞に行き渡り、肌や髪は美しく、体は健康になります。

 自律神経のバランスイメージ

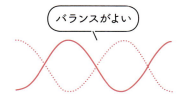

交感神経と副交感神経が高いレベルで交互に働く理想的な状態。「休む」「働く」のメリハリが大切。

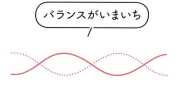

どちらも活動レベルが低く、体全体の働きが弱くなっている。胃痛、肩こり、片頭痛などが起こりやすい。

自律神経の働きは年をとるほど低下

自律神経の働きは、ほうっておくと10年に0.5%ずつ低下する。急降下するのは、男性は30〜40代、女性は40〜50代。食事や運動など生活習慣を見直すのはもちろん、腸内環境をととのえることも重要！

＊出典：順天堂大学病院管理学研究室

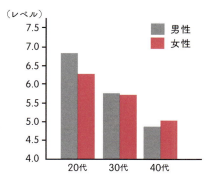

Part 2 ／ そもそも「腸」ってどうなってるの?

腸が変わると心も変わる!
腸と脳の深〜い関係

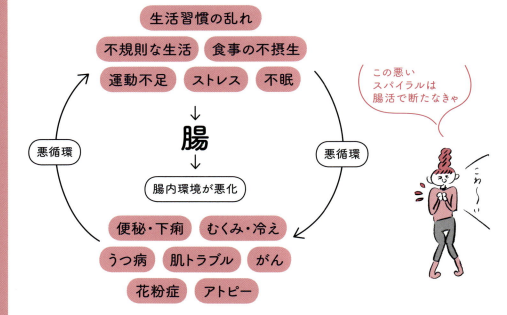

腸内環境を変えると

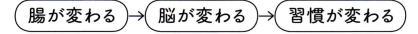

腸内環境が良好なら、セロトニンやドーパミンが脳に送られてハッピーな気分に。腸（＝体）が変わると、脳（＝思考）が変わり、毎日の習慣が変わる！

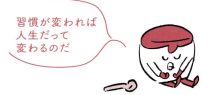

セロトニンやドーパミンは腸がカギ。
腸がきれいになれば、心も前向きに！

　脳と腸は密接につながっているため、脳がストレスを感じると腸に伝わり、腸内環境は悪化、それがまた脳に伝わりストレスを感じる……と、負のスパイラルに陥ります。これがいわゆる「脳腸相関」。腸は神経細胞が張りめぐらされていることから、「第二の脳」「感じる臓器」ともいわれます。

　実際、脳で喜びを感じる神経伝達物質であるセロトニンの９割をつくっているのは腸内細菌です。やる気を生み出すドーパミンを合成するビタミンをつくるのも腸内細菌なので、毎日をハッピーに暮らすには、食事や運動に気を配り腸内環境をととのえることが、とても大切なのです。

 脳が変わると生活にこんなに変化が！

1　お菓子を食べたくなくなる
腸内に悪玉菌が多いと、脳は脂っこいものや甘いものを欲するため、白砂糖を使ったお菓子やジャンクフードを食べたくなる。善玉菌を多くすれば、自然に野菜や果物を中心にした食生活にシフトしたくなる。

2　アルコールが欲しくなくなる
ビールの糖質やカロリーも、腸内環境が悪いと脳が欲しくなるもの。腸内環境をととのえると、ビールを飲みたいという気持ちがなくなる。腸活を始めたら、無理なくアルコール量を減らせたという声も。

3　体を動かすのが好きになる
ウォーキングやストレッチなどの運動をすると、セロトニンが分泌されて気分が上がるため、運動がますます好きになる。リズミカルな動きがセロトニン分泌を助けるため、ダンスなどもおすすめ。

あなたはどの腸タイプ？

下がり腸

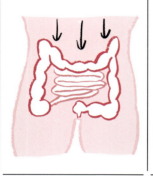

- ☐ おへその下が ポッコリしている
- ☐ つい足を組んでしまう
- ☐ 食べるとおへその 上あたりが出る
- ☐ 立っていると、つい おなかが出ている 姿勢になっている
- ☐ 体幹の筋肉が 少ないと感じる

下半身が 太りやすい体質

食品添加物の摂取量が多く、水分や食物繊維の摂取量が少ないのが原因で、おなかポッコリに。水溶性食物繊維やミネラル豊富な食材を意識的にとりましょう。

冷え腸

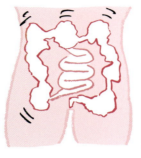

- ☐ 呼吸が浅いと感じる
- ☐ 背中を丸めると 違和感や痛みがある
- ☐ おなかをさわると、 手より自分のおなか が冷たいことが多い
- ☐ 腰やおしりの上が 冷たいことが多い
- ☐ 冷たいものが好き

疲れやすく 虚弱体質

冷たいものやカフェイン、アルコールの摂取量が多く、腸そのものが冷えています。食事はあたたかいものからとって。食物繊維は、水溶性と不溶性をバランスよく。

むくみ腸

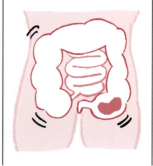

- ☐ 手足は比較的 細いのに、 おなかが出ている
- ☐ デスクワークや 座った姿勢が多い
- ☐ 猫背である
- ☐ 日ごろから体を ねじることが少ない
- ☐ 塩辛いものが好き

全身が むくみやすい体質

塩分や白砂糖のとりすぎ、水分摂取のバランスが悪いことから腸がむくんでいる状態。水溶性食物繊維やカリウムを多くとること。おなかをねじる動きも効果的。

当てはまるチェック項目のいちばん多いものが、
あなたの腸タイプ。3つ以上当てはまる場合、
そのすべてのタイプへの対策が必要です。

たまり腸

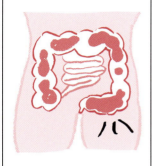

- ☐ 以前、3日以上便秘になった経験がある
- ☐ トイレをがまんしやすい
- ☐ 階段を上ることが少ない
- ☐ ヒールをはくことが多い
- ☐ 水分をこまめにとる習慣がない

中半身が太りやすい体質

おなかやおしりが太りやすい人に多い。食品添加物の摂取量が多い、食物繊維が不溶性に偏りがち、水分の摂取量が少ないのが原因。水溶性食物繊維と水分の摂取がカギ！

ガス腸

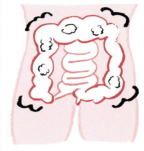

- ☐ 毎日歩いていても5000歩以下
- ☐ おなかが張りやすい
- ☐ おならをがまんすることが多い
- ☐ 炭酸水が好き
- ☐ 夜遅い食事が多い

上半身が太りやすい体質

動物性たんぱく質やスナック菓子が好きで、早食いの傾向がある人に多いタイプ。毎日のメニューに発酵食品や乳製品をふやし、水分もしっかりとること。

ストレス腸

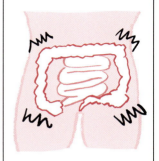

- ☐ 常にスマホやパソコンを見ている
- ☐ リラックスする時間が少ない
- ☐ 眠りが浅く、寝起きがスッキリしない
- ☐ 不規則な生活である
- ☐ 口で呼吸していることが多い

自律神経が乱れやすい体質

香辛料やアルコール、カフェインなどの摂取量が多く、食事に偏りがあることから、自律神経が乱れやすいタイプ。オリゴ糖と食物繊維をふやして腸をいたわって。

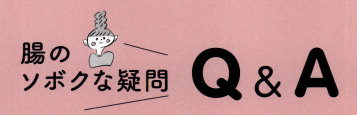

腸のソボクな疑問 Q&A

Q1 コーヒーを飲むと
うんちが出るけれど、
それじゃマズい?

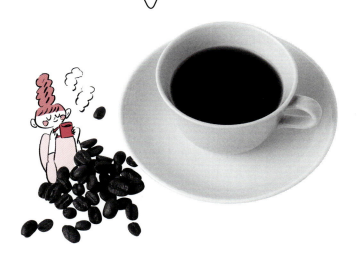

A ### 何かに頼って出す方法はやめましょう

　コーヒーには排泄を促す成分が入っているので、コーヒーを飲むと便が出るということはあります。ただし、これは一時的な解消法であって、腸の働きをよくしているわけではありません。何かに頼って便を出すことをつづけていると、本来の腸の機能が正常に働かず、下痢にも便秘にもなりやすくなります。タバコやアルコールの摂取で出るという人もいますが、これも同様にNG。腸によい食事と運動で、自然なお通じを目指しましょう。

腸にまつわる素朴な疑問や悩み、
本当のところはどうなの!?　ちまたでよく聞く
便秘解消法の真偽も明らかにしましょう。

Q2 最近話題の腸洗浄。やっぱり効果はスゴイ？

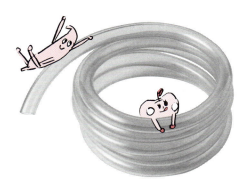

A　腸にとってよい菌もすべて流すので要注意

　腸の中にお湯などを入れて便を洗い流す腸洗浄は、病気予防や消化・排泄などによい効果をもたらすと一時期、話題になりました。確かに効果は大きいですが、腸内を洗浄すると、腸にとってよい腸内細菌も流してしまうので要注意。洗浄したあとは、よい菌が定着できる食生活にするなどのケアが必要です。くれぐれも乱用は避けましょう。また、がんなど重い病気をかかえている人が行うと、出血するなど危険を伴うことも知っておいて。

腸の
ソボクな疑問 **Q & A**

Q3 どちらかというと下痢体質。便が出ている分、便秘よりもまし？

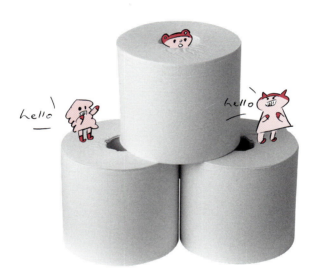

A 腸の働きが悪いという意味では便秘と同じ

　下痢も便秘と同じように、腸の働きが悪いのが原因。腸が動きすぎている、あるいは腸が動かなくて下痢になることもあります。いずれも便秘よりまし、ということはありません。下痢は冷たいものやアルコールをとったとき、おなかが冷えてストレスを感じたときなどに起こりやすいもの。下痢体質の人は水溶性の食物繊維をとって腸の動きを正常にしたうえで、乳酸菌などよい菌を入れて、腸内環境をととのえましょう。

Q4 食物繊維をとっているのに便秘がよくならない！

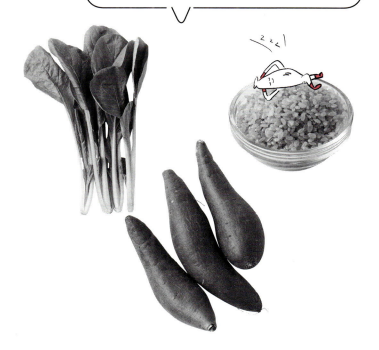

A 「水溶性」の食物繊維をとりましょう

腸活を始めて、意識的に玄米や野菜などの食物繊維をとっているのに便秘ぎみ……。よく聞かれる悩みです。これは腸が正常に動いていないのに、不溶性の食物繊維ばかりをとっていることが原因。まずは水溶性の食物繊維を多くとって、腸の汚れを落としてから、マッサージや運動でおなかを動かしていくことが重要です。水溶性の食物繊維は、海藻類やなめこ、アボカドなどに多く含まれます。くわしくはp.79をチェックしてください。

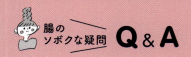

Q5 私に合う ヨーグルトって どんなもの?

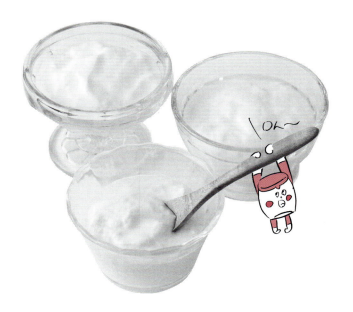

A **２週間試してみて、調子がよければつづけて**

　ヨーグルトと一口にいっても製品によって含まれる菌はさまざまで、必ずしもその菌が腸の中で定着するわけではありません。ですから、いろいろな種類を試して、自分に合うヨーグルトを見つけましょう。２週間同じものを食べてみて、おなかの調子がよければつづけてOK。1日の摂取量の目安は200ｇです。基本的に無糖・無脂肪がおすすめ。はちみつなどオリゴ糖を加えると、さらに菌が育ちます。

Q6 いつもうんちを出すときはウォシュレットを使っていますけど……

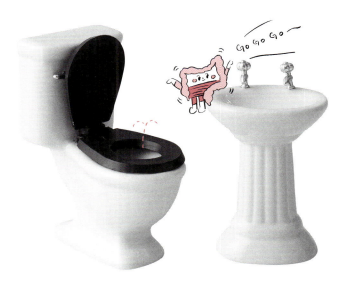

A 弱い水流を補足的に使うのはOK

「肛門近くまで便がきているのに、あと一息が出せない」というときにウォシュレットを使うと出る、という人がいます。一つの便秘解消法ですが、刺激が強すぎると肛門を守っている常在菌が流される、肛門内の粘膜が傷つく、皮膚がただれるといったリスクがあるので、使うなら弱い水流で。1日に1～2回にとどめて、使いすぎないように気をつけましょう。くせにならない程度で、あくまでも補足的に使う分には問題ありません。

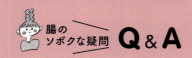

腸のソボクな疑問 Q&A

Q7 便秘になるくらいなら薬を飲んで出したほうがいいのでは？

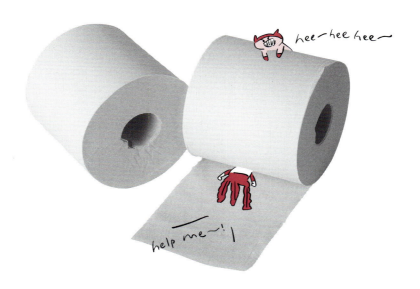

A 安易に飲むのはNG。特に刺激性下剤は危険

　下剤は、重要な手術や検査を控えている、旅先で急な便秘になっておなかがつらい、といった緊急時に使うのならしかたありませんが、「便秘になったら薬を飲んで出せばいいや」と気軽に用いるのは危険。特に刺激性の下剤を常用するのはやめましょう。腸のぜん動運動がますます機能しなくなり、腸のトラブルを招く恐れがあります。使うなら刺激性の下剤ではなく、酸化マグネシウムのようなマイルドなものを。薬を使う際は専門医に相談して。

Q10 うんちをスッキリ出すにはやっぱり腹筋したほうがいい?

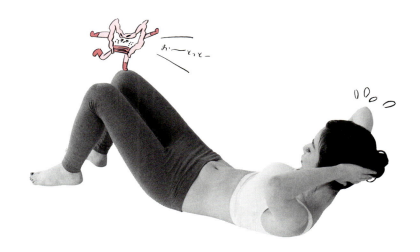

A 腹筋よりもインナーマッスルを鍛える動きを

　排便のためには、腸のまわりの筋肉を動かし、ぜん動運動を促すことは重要ですが、単純に寝た姿勢から起き上がるだけの腹筋は、あまり意味がありません。

　便秘を解消するために必要なのは、腸に近い腸腰筋や横隔膜、骨盤底筋群などのインナーマッスルを鍛えたり、動かすこと(p.44)。Part 4（p.96〜）で紹介する腸ストレッチや腸もみを習慣にすれば、毎日スッキリと出るはずです！

Column

「美腸」になったら人生変わった!
SPECIAL TALK 2

むくみや冷えで下向きだった心と体が
汚腸を見直したら上向きに!

10代から過敏性腸症候群で、39歳のときに下痢で排便時出血。大腸がんを疑い検査をしたところ、粘膜が薄くなり出血しているとのこと。慢性的な体調不良をどうにかしたいと思っていたところに日本美腸協会と出合いました。美腸ケアを始めてからは、20年来の下痢症状が改善、1年で体重も12kg減。全身のむくみがとれて、冷えも解消。体が軽いので、運動もできるようになりました。仕事に対しても前向きになり、次はどんなことをしようかな、と毎日ワクワク過ごしています。

認定講師・美腸アドバイザー
岩崎恵子さん(41歳)

腸活・温活・妊活をメインとした体質改善サロンを運営。セミナー講師や神奈川県のME-BYOスタイルアンバサダーとしても活動中。

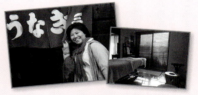

(左)ストレスをためて暴飲暴食に走っていた日々。(右)サロンでは体調不良に悩む人に寄り添って施術。

岩崎さんの腸ハッピー度

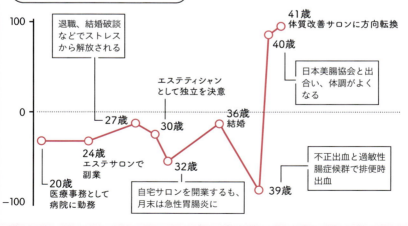

- 20歳 医療事務として病院に勤務
- 24歳 エステサロンで副業
- 27歳 退職、結婚破談などでストレスから解放される
- 30歳 エステティシャンとして独立を決意
- 32歳 自宅サロンを開業するも、月末は急性胃腸炎に
- 36歳 結婚
- 39歳 不正出血と過敏性腸症候群で排便時出血
- 40歳 日本美腸協会と出合い、体調がよくなる
- 41歳 体質改善サロンに方向転換

Part 3

今すぐ始めよう！
きれいな腸をつくる毎日の習慣

Part 3／きれいな腸をつくる毎日の習慣

腸によい10の習慣

朝起きてから夜寝るまで、毎日の生活の中で、ほんのちょっと意識するだけで腸によい習慣が身につきます。さあ、今日から始めてみましょう！

習慣1 朝起きたら コップ1杯の水

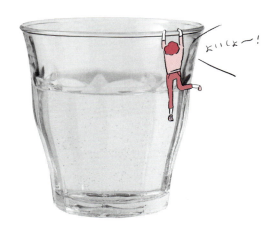

よいしょ〜！

　朝、起き抜けにコップ1杯の水を飲むと、ぜん動運動を促し、腸が動き出します。飲む前にうがいで口の中の細菌を洗い、人肌くらいの温度の水を飲むのがおすすめです。先にお伝えしたとおり、冷たいものは腸にとっていいことはありません。

　水分は日中もこまめにとることが大切。量の目安は、1日最低1.5ℓ。これは汁物や食事に含まれる水分以外、飲み物としてとる分で、汗をかく夏場は2ℓが目安。

習慣 2　朝食をきちんととる

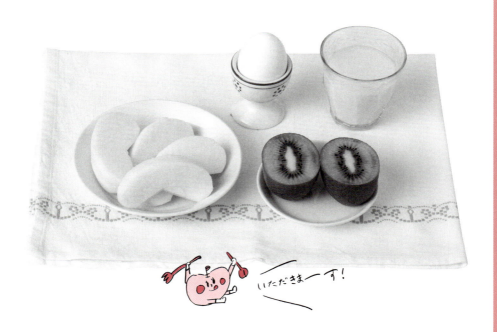

いただきまーす！

　朝食をとると、腸への刺激となり、排便を促します。また自律神経という観点では、体内時計のリセットになります。体内時計とは、私たちの体に備わった生体リズムを刻むしくみ。厳密には24時間より少し長く、そのままだと少しずつ後ろにずれてしまうので、毎日リセットする必要があります。そのもっともよい方法が朝食。海外に行くときは現地の時間に合わせて朝食をとると、時差ぼけを防げます。

Part 3 / きれいな腸をつくる毎日の習慣

習慣 3　朝日を浴びる

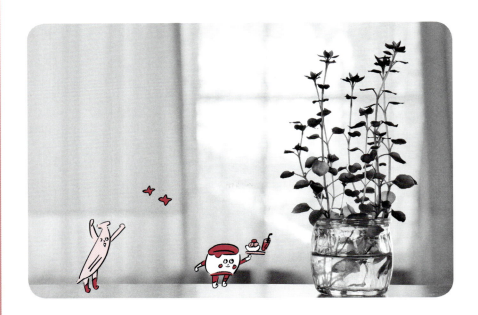

　朝食のほか、体内時計をリセットする方法として有効なのは、朝、日光を浴びること。朝の光が脳に信号を送り、自律神経が副交感神経から交感神経優位にスイッチ。心も体も活動モードになります。

　このスイッチがうまく切りかわると、1日の自律神経のバランスは万全。その結果、腸の働きもよくなります。朝日を浴びながら朝食をとると、ダブルの効果で、腸内環境もととのうでしょう。

習慣 4 トイレに行って座る

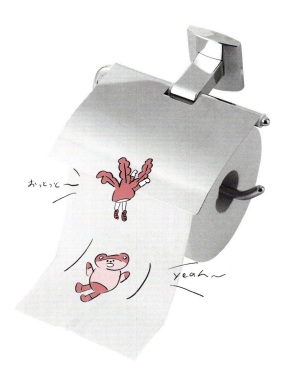

　寝ている間、腸は消化活動を行っているため、朝は排便の絶好のチャンス。起きてからコップ1杯の水を飲み、体のめぐりをよくしてから朝食をとると、いよいよ腸は動き出します。便の出る気配がなくても、朝食を終えたら最低10分、トイレのための時間をキープしましょう。

　余裕をもってトイレに行くためにも、出勤1時間半前には起床したいもの。朝、お通じがあれば、爽快な気分で1日を過ごせます。

Part 3 ／ きれいな腸をつくる毎日の習慣

習慣 5　食事の**時間**は決めすぎない

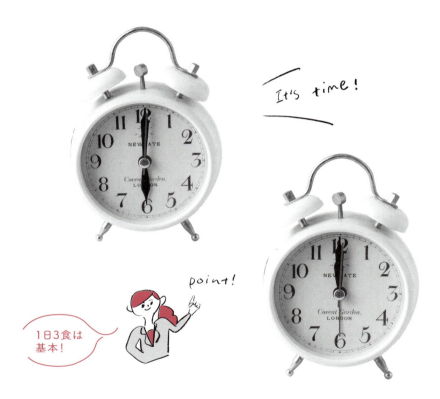

It's time!

point!

1日3食は基本！

　一定のリズムで消化活動を行うために、食事は1日3食が基本。腸を休めるためには、食事と食事の間は5〜6時間あけたいところですが、次の食事をとるタイミングは空腹が合図。「時間がきたから」ではなく、「おなかがすいたから」食べるようにしましょう。
　ただし夜の食べすぎには注意。寝る3時間前に空腹にしておけば、寝ている間にぜん動運動が起こり、翌朝はよい便が出ます。

習慣6 日中は姿勢と呼吸を意識する

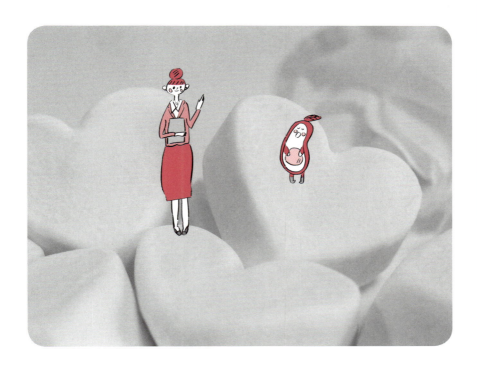

　おなかとおしりを引き締めて、上から引っぱられるように姿勢を正して歩くだけでも、腸まわりの筋肉は鍛えられ、便秘解消を助けます。
　横隔膜を動かす深呼吸も、腸にとってはよい動き。呼吸は鼻から5秒吸って、口から10秒吐くといった「1：2」が理想です。深呼吸は自律神経をととのえるのにも役立ちます。トラブルが起きてパニックに陥ったときも、まず深呼吸をしてリラックスしましょう。

Part 3／きれいな腸をつくる毎日の習慣

習慣7 腸に刺激を与える**運動**をする

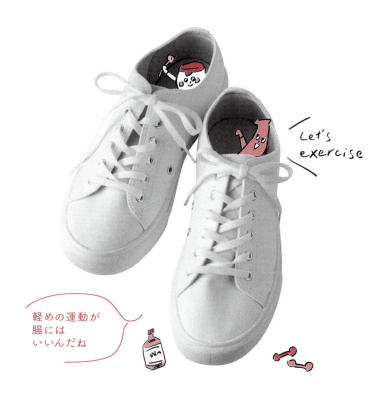

軽めの運動が腸にはいいんだね

Let's exercise

　ジョギングやウォーキング、体操、ストレッチといった軽めの運動は、血液循環をよくし、腸のぜん動運動を促進し、便秘を改善します。反対に、激しい運動は腸の働きをよくすることはありません。軽い運動は、夕食の30分後に行うとよいでしょう。副交感神経がアップして、ぐっすり眠れます。

　階段を使う、一駅分歩く、電車で立つなど、工夫しだいで忙しくても腸によい運動量は確保できます。

習慣 8 リラックスする時間をつくる

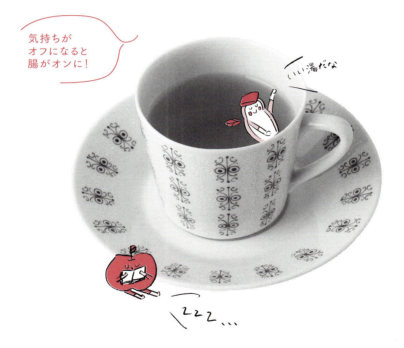

気持ちがオフになると腸がオンに！

　腸はリラックスしたときに、副交感神経のスイッチが入り、おなかの動きを改善します。ですから、1日の中でホッと一息つけるリラックスタイムをもつことは、腸にとっても大切。特にストレス性便秘（p.131）の人は、就寝前にアロマをたく、ヒーリング音楽を聴くなど、リラックスタイムを意識的にもちましょう。寝ている間に腸がよく働き、翌朝のスッキリしたお通じにつながるはずです。

Part 3／きれいな腸をつくる毎日の習慣

入浴して
おなかをあたためる

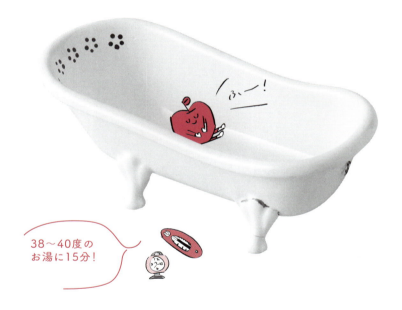

38〜40度の
お湯に15分！

　おなかをあたためると腸の働きがよくなるので、1日に一度は、おふろに入りましょう。38〜40度のぬるめのお湯に15分ほどつかると、体の深部体温が上がります。また副交感神経も優位になり、腸の働きもアップ。全身の代謝や体温が上がる効果も期待できます。おふろは就寝1時間前に入り、上がったらそのままベッドでストレッチか腸もみを。湯冷めを防ぎ、ぐっすりと安眠できるでしょう。

習慣10 腸のゴールデンタイム、**24時**には就寝

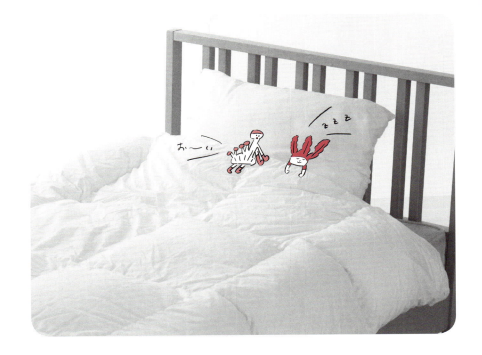

　腸のゴールデンタイムとは、副交感神経が活動のピークを迎え、腸がよく働く24時以降。食事中は交感神経が高ぶっているため、食べてすぐ寝ると副交感神経がうまく働きません。ですから夕食は寝る3時間前にすませ、24時にはベッドに入るのが理想的。寝ている間に腸が活動し、翌朝の排便の準備をします。

　早寝早起きは腸にとって、いいことずくめ。夜型の人は、少しずつ工夫して朝型に切りかえましょう。

Part 3 ／ きれいな腸をつくる毎日の習慣

今すぐカット！
汚腸を招く悪習慣

✗ 朝はコーヒーから始まる

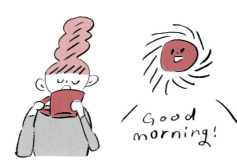

起き抜けのカラカラの体には、ミネラル分の多い水分を吸収させるのが理想的。でもコーヒーを飲むと利尿作用が働き、体はより水分を出そうとします。朝一番に口にするのは、常温の水にしましょう。

✗ おなかがすかないから朝食はとらない

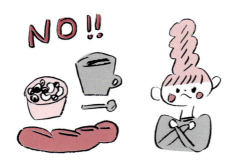

朝、食欲がないのは、たいてい前日の夕食時間が遅いせい。朝食をとらないと腸が動かないので、朝のお通じも出にくくなってしまいます。夕食時間はできるだけ早くして、朝食をとる習慣をつけましょう。

✕ 小腹がすいたら、まずチョコレート

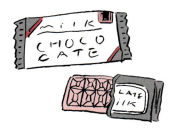

白砂糖をとると、体はミネラル分をよけいに吸収しようとするため、腸の動きが鈍くなります。小腹がすいたら常温の水かハーブティーを飲んで、体のめぐりをよくしてから、腸によいおやつ（p.91）をつまんで。

✕ トイレをがまんする

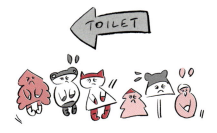

忙しかったり、トイレに行きづらい環境だったり、お通じをがまんしがちな女性は多いもの。でもがまんせずに行くのがいちばん。仕事柄タイミングがむずかしい場合は、出勤前に出せるように時間の調整を。

✕ 足を組む

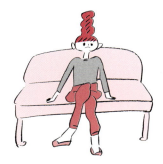

足を組んで座ると、骨盤まわりの筋肉が弱まり、排便力が落ちてしまいます。なるべく足は組まずに座りましょう。コツは深めに座り、両ひざをつけること。肛門あたりの筋肉を締める感覚が身につきます。

✕ 寝る前までベッドでスマホを使う

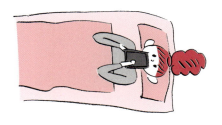

就寝前にスマホを見ると、ブルーライトで交感神経が優位になって体が休まらず、就寝中の腸の働きが悪くなります。夜はなるべくスマホを見ず、副交感神経を優位にすること。よく眠れて排便力もアップ。

Part 3／きれいな腸をつくる毎日の習慣

腸にいい食事を とりましょう

便をしっかり出すなら「食物繊維」。 特に現代人は水溶性を多めに

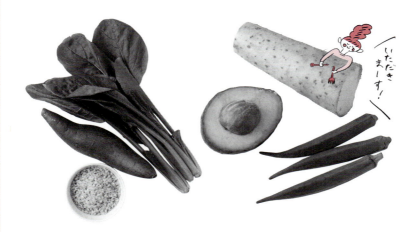

善玉菌をふやす水溶性食物繊維は 美腸に役立つ代表選手

　腸で消化されなかった食べカスが便になりますが、その食べカスをつくるのが食物繊維。善玉菌のエサとなり、腸内環境をととのえることからも美腸には欠かせない栄養素です。

　食物繊維には水にとける「水溶性」と水にとけない「不溶性」があります。便をしっかり出すには不溶性が大切ですが、現代人は水溶性が不足ぎみ。海藻やネバネバ食材の水溶性を意識しながら、葉野菜や玄米、豆類などの不溶性をうまく組み合わせて。

水溶性食物繊維

腸に停滞している老廃物を洗い流す

水にとけると粘度を増してゲル状になり、腸にこびりついた老廃物を落としてくれる。善玉菌のエサにもなり、特に便秘やコロコロ便の人に効果が期待できる。血糖値の急上昇を抑えることから、ダイエットにも向いている。わかめやひじき、寒天などの海藻類や、オクラやモロヘイヤといったネバネバ食品は、できれば毎食とるのがおすすめ。

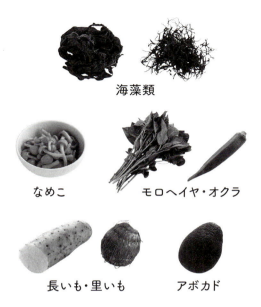

海藻類

なめこ　　モロヘイヤ・オクラ

長いも・里いも　　アボカド

不溶性食物繊維

便のかさをふやしぜん動運動を活発に

水分を吸収して数倍にふくれるため、便のかさをふやし、ぜん動運動を活性化する。また有害物質を体外へ排出させるので、大腸がんの予防にも。特に残便感のある人や細い便の人は意識してとりたい。水溶性に、質量の多い玄米や豆類などの不溶性を組み合わせると効率的にとれる。合わせて水分も、こまめにとることを忘れずに。

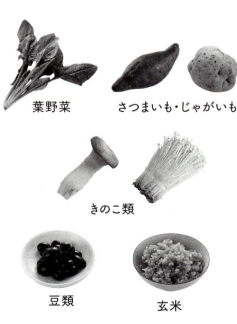

葉野菜　　さつまいも・じゃがいも

きのこ類

豆類　　玄米

Part 3 ／ きれいな腸をつくる毎日の習慣

発酵食品にたっぷり含まれる「乳酸菌」は積極的に

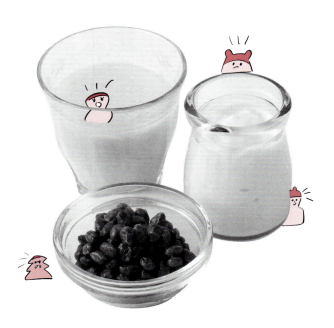

腸内環境をより改善するなら
生きて腸まで届く植物性乳酸菌を

　腸内の善玉菌をふやす乳酸菌には「植物性」と「動物性」の2種類があります。積極的にとるなら、日本古来の発酵食品に多く含まれる植物性を。動物性より菌の力が強く、腸に届きやすいからです。動物性はとりすぎると腸の中でうまく消化・分解できなかったり、腐敗したときに菌が悪玉化しやすかったりする恐れも。とはいえ、動物性がつくり出す乳酸菌などのヨーグルトは、腸を活性化してくれる心強いサポーター。1日に1食はとりたいものです。

植物性乳酸菌

生きて腸まで届く
パワフルな菌

野菜や穀物を発酵させてできた植物性乳酸菌は、胃酸にダメージを受けにくく、腸まで届きやすいのが特徴。さまざまな菌と共存できるため、新しい働きを生み出しやすい。納豆や漬け物、こうじ、甘酒など発酵食品にたっぷり含まれる。市販品を買うなら無添加の製品を選ぼう。

納豆

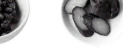
漬け物

こうじ

甘酒

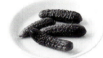
ピクルス

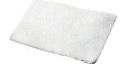
酒かす

動物性乳酸菌

腸を活性化するけれど
とりすぎると下痢に

チーズやヨーグルトなどに含まれる動物性乳酸菌は、腸に刺激を与え、腸の動きを活発にしてくれるが、胃酸や熱に弱く、腸まで届かず分解されやすいのが難点。腸内で生息できる確率は植物性の$\frac{1}{10}$程度。また日本人は消化できない人が多く、とりすぎると下痢になるので注意。

ヨーグルト

チーズ

生ハム

いろいろな
ものをとると
いいんです

Part 3／きれいな腸をつくる毎日の習慣

善玉菌をふやして腸内環境を
よくするなら「オリゴ糖」はマスト！

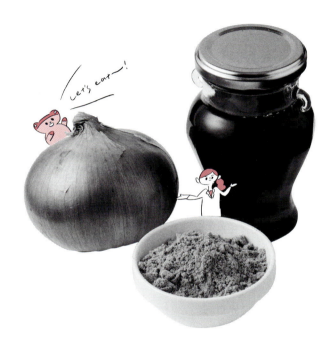

発酵食品や玉ねぎ、にんにくにも。
和食にすると自然ととれる

　善玉菌のエサとなり、腸内の善玉菌をふやしてくれるのが、デンプンや砂糖、大豆、乳糖などが原料のオリゴ糖。熱や酸に強いため、胃酸や消化酵素で分解されずに腸まで届きやすいのが特徴です。オリゴ糖には、さまざまな種類がありますが、しょうゆ、みそや漬け物といった発酵食品をはじめ、玉ねぎやにんにく、キャベツといった身近な野菜にも含まれています。特に子どもの腸内環境をととのえるには、毎食でも食べさせたい。

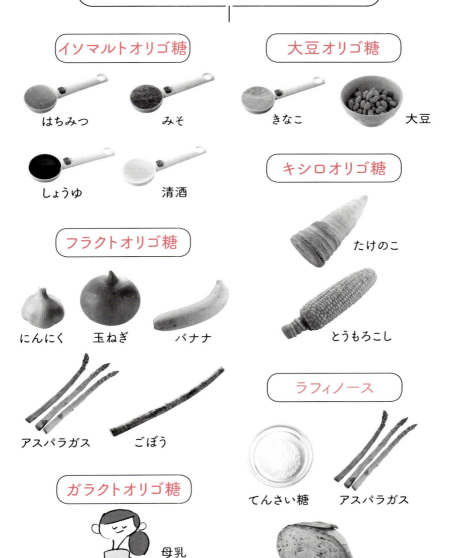

Part 3／きれいな腸をつくる毎日の習慣

「食物酵素」をとって
減っていく体内酵素のサポートを

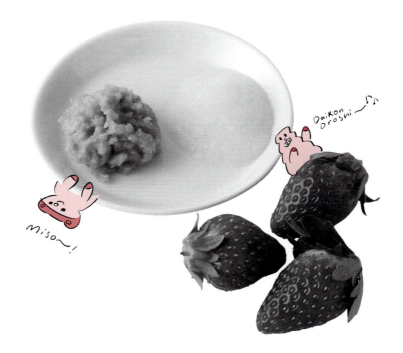

細胞レベルの反応を助けるたんぱく質。
「体内酵素」と「食物酵素」があります

　酵素とは「細胞内で起こる反応を助ける特殊なたんぱく質」のこと。体内でつくられる「体内酵素」と食品に含まれる「食物酵素」があります。

　体内酵素の働きは2つ。食べ物を分解・吸収する「消化酵素」と、病気やケガを治癒し、体の毒素を排出する「代謝酵素」。一方、食物酵素は生の野菜や果物、発酵食品に含まれ、酵素に含まれる酵母菌が、腸内環境の正常化に強力に作用します。

食物酵素の多い食品

発酵食品	果物	野菜
みそ しょうゆ ぬか漬け 納豆	パイナップル りんご キウイ いちご いちじく バナナ	大根おろし キャベツ 山いも

check! 体内酵素は年齢とともに減少

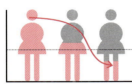

体内で生産される酵素の量は、年齢とともに減る。食事をとると消化酵素→代謝酵素の順で使われるため、消化酵素を省エネすることが長生きの秘訣。食物酵素の摂取も重要。

check! 酵素の多い食品をとると……

1 代謝酵素が確保され内臓の調子がアップ

2 免疫機能が高まり健康的な体に

3 細胞が活性化され肌がツヤツヤに

4 やせやすい体になる

5 新陳代謝が上がり老廃物を出しやすい体に

Part 3 ／ きれいな腸をつくる毎日の習慣

すぐにできる食べ方の工夫

あたたかいものから先にとりましょう

　最初にあたたかいものを食べると、消化管があたたまり、腸の働きがよくなるので、消化機能が高まります。反対に、冷たいものを先にとると腸の働きが悪くなり、その分、消化に時間とエネルギーがかかります。

> **野菜から先に食べたほうがいい？**
>
> 確かに野菜の中でも水溶性食物繊維を先に食べると、胃で消化されず、そのまま腸に進むので、腸をきれいにしてくれます。ただ体全体の働きから考えると、あたたかいものが先がベター。

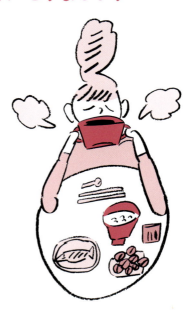

空腹と感じてから次の食事を

　食事と食事の間はどれぐらいあけるべきか。正解は空腹感を感じたら。おなかがすいていないけれど、時間だから食べるのはNGとp.70でもお伝えしましたが、平日は勤務の都合で時間が決まっている人も多いでしょう。その場合、休日はなるべく自分のナチュラルな体の反応に合わせた食べ方を心がけて。

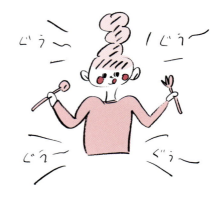

オリーブオイルやアマニ油など、よい油をとりましょう

オリーブオイルやアマニ油など体にいい油は腸の潤滑油。大さじ1杯を生のままとると、便がつるんと出るでしょう。酢と塩、こしょうを合わせると最高のドレッシングができます。納豆やあえ物にまぜても。

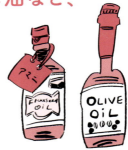

「適量」を知って食べすぎないこと

おなかいっぱい食べてしまうと、体は消化することに精いっぱいで、排泄にエネルギーが向かわなくなります。毎日きちんと排泄するためには、内臓に適量を教えることが大切です。成人の胃の大きさは1.2〜1.5ℓ。腸にいいのが腹6分目から8分目なので、理想の量は1ℓぐらい。

1食に1品、海藻かネバネバ食品を

腸によい菌をふやし、排便力を高めるには、海藻類やネバネバ食材などの水溶性食物繊維を1食につき1品はとりましょう。定食にメカブやもずく、オクラ、納豆、とろろなどを副菜として追加して。みそ汁に乾燥わかめを入れるのもおすすめです。毎日毎食とれば、便秘知らずの体に。

朝・昼・夕、ベストな時間帯にベストなものを

食べ方は24時間を3分割して考えると簡単。4〜12時は排泄の時間なので軽めに。12〜20時は、エネルギーになりやすい炭水化物を。体をつくる20〜4時には、たんぱく質をとって。不規則な人は寝る時間から逆算して3分割に。

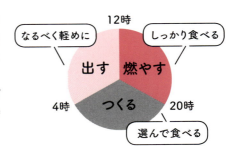

Part 3 ／ きれいな腸をつくる毎日の習慣

理想の朝食はコレ！

酵素の多い果物を中心に。量は軽めがベター

朝は排泄の時間。起きたらまず、コップ1杯の水を飲みましょう。そして、しっかり便を出すために、ミネラルやビタミンなど酵素の多いものを食べます。とはいえ、食べすぎると消化にばかりエネルギーが使われてしまうので、果物2個程度と量は少なめがおすすめ。前日に焼き肉などを食べて、朝に胃腸がもたれているときは、野菜や果物などでつくったスムージーが、消化がよくておすすめ。

朝食のルール

1 起きたらコップ1杯の水を飲む
2 ビタミン、ミネラル、酵素の多いものを
3 食べる量を軽くする

子どもには…
オリゴ糖を入れて
オリゴ糖など菌を育てるものが献立に入るように工夫を。とり入れやすいのは、バナナや玉ねぎ、きなこなど。

高齢者には…
朝から発酵食品を
腸内環境が悪くなる一方なので、発酵食品は毎食とること。朝は、おかゆや甘酒が消化がよくておすすめ。

男性には…
コーヒーを果物に
朝のコーヒーをフレッシュな果物にかえるだけで、おなかの調子がアップ。ダイエット効果も！

果物や甘酒など消化のよいものを

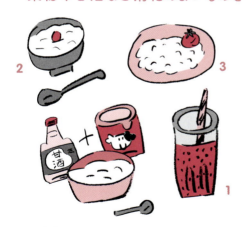

1 りんご½個とキウイ1個程度など、旬の果物を。野菜といっしょにスムージーにするのもおすすめ。 2 炭水化物は、甘酒やおかゆなど、消化にいいものがおすすめ。甘酒とヨーグルトをまぜた甘酒ヨーグルトも美腸メニュー。 3 たんぱく質を足すなら、ゆで卵やスクランブルエッグなど卵料理を。

理想の昼食はコレ!

しっかり動きたい日中は
ごはんでエナジーチャージ

　昼食にはエネルギー源になる炭水化物をしっかりとりましょう。全世代を通して、お昼に食べてほしいのがごはん。食物繊維が豊富な雑穀や玄米なら、なおよいでしょう。たんぱく質や食物繊維もいっしょにとれるとベストです。また活動量の多い昼間は体が冷えにくいので、生野菜を食べるならランチがベスト。水分がいっしょにとれるので、排泄に必要な水分量が補えます。外食なら、できるだけ定食を選んで。

昼食のルール

1 炭水化物を十分にとろう

2 たんぱく質もお忘れなく

3 一汁三菜のバランスを大切に

子どもには…

根菜の煮物をプラス

ランチにも、菌を育てるメニューをとり入れて。根菜をやわらかく煮たものは、便秘の子に特におすすめ。

高齢者には…

焼き物で発酵食品を

発酵食品をとってほしいので、魚の西京焼きなどがおすすめ。具だくさんのみそ汁と手作りの漬け物を足して。

男性には…

ネバネバ副菜を必ず

炭水化物に偏りがちなので、水溶性食物繊維や発酵食品などの副菜をつけて。食べるスピードはゆっくりめを心がけて。

ランチは定食スタイルがおすすめ

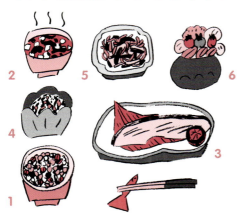

1 ごはんは食物繊維の多い雑穀ごはんや玄米がおすすめ。
2 みそ汁には水溶性食物繊維がたっぷりとれるわかめを入れて。3 主菜は、みそや酒かすを使った魚の西京焼きやかす漬け焼きが◯。4 ひじきの煮物で食物繊維を上乗せ。5 ビタミンと食物繊維が豊富な切り干し大根の煮物。
6 サラダも日中なら体が冷えず、水分を補える。

Part 3 ／ きれいな腸をつくる毎日の習慣

理想の夕食はコレ！

発酵食品＋良質のたんぱく質で1日の終わりに菌をプラス

みそや納豆などの発酵食品で、腸によい菌をたっぷりと入れてほしいのが夕食。それに脂肪分の少ない良質のたんぱく質を足しましょう。炭水化物は控えめがベターです。夕食は21時までにとるのが理想的ですが、過ぎてしまったら、野菜をやわらかく煮たもの、みそ汁やスープなど消化のいいものをとりましょう。野菜のスムージーも、かまずに飲み込めるので、胃を休めることができます。ただし必ず常温で。

夕食のルール

1 発酵食品とオリゴ糖をとる
2 低脂肪のたんぱく質をとる
3 低糖質で水溶性食物繊維を多めに

夜はたんぱく質と野菜をたっぷり

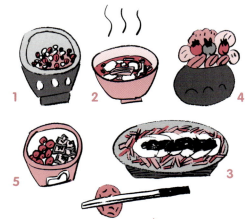

1 少なめの雑穀ごはん。炭水化物は少量にして。 2 野菜たっぷりの汁物は必ずつけたい。 3 蒸し鶏のオニオンソースがけ。低脂肪の鶏肉に、オリゴ糖を含む玉ねぎをプラス。水溶性食物繊維が豊富な大根おろしも○。 4 お酒を飲むなら野菜サラダで水分を補う。 5 納豆とオクラあえ。1食の中には、必ずネバネバ食材を入れて。

子どもには…

豆を使った料理を
大豆はオリゴ糖を含み、かつ良質なたんぱく質。特に子どもには豆ごはんや五目豆などの大豆を夕食に食べさせて。

高齢者には…

食物繊維をしっかり
だんだんと、かみづらくなることから、食べる量が減る。便をつくる食物繊維を夕食でも意識的にとって。

男性には…

晩酌にはおつまみで調整
注意したいのが、アルコールと脂もの。おつまみには、水分の多い野菜やみそを使ったあえ物などを。

理想の間食はコレ!

栄養たっぷりのおやつをじっくりかんで味わって

おなかがすいたり、ストレスを感じたりしたときは、間食してもOK。選ぶなら、よくかめて糖分が少なく、かつたんぱく質やビタミンなどの栄養素が含まれているものです。おすすめは、乾燥昆布や小魚、ドライフルーツ、いり豆など。ささ身を燻製にした自家製ジャーキーや、一口大に丸めた玄米おにぎりなども腹もちがよいもの。糖質や脂質の多いものを食べるなら、消化しやすい15時前後にしましょう。

昆布、小魚、ナッツでおなか満足

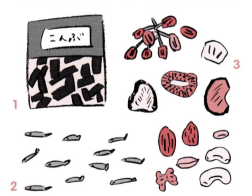

1 食物繊維やミネラルが豊富な乾燥昆布は、甘味がなく、しっかりかめて美腸おやつにぴったり。食べやすい大きさに切って保存を。**2** カルシウムやミネラルが豊富な小魚は、食べごたえ十分。**3** 食物繊維とミネラルがたっぷりのドライフルーツは、砂糖不使用のものを選んで。ナッツと組み合わせると、さらに満足度アップ。

間食のルール

1 昆布やナッツなどよくかめるものを

2 ドライフルーツは砂糖不使用が○

3 糖質や脂質をとるなら15時前後

子どもには…

きなこを使ったもの

きなこもちや、きなこバナナジュースなど、きなこを使ったおやつがおすすめ。いり豆やふかしいもも腸にいい。

高齢者には…

甘酒や果物がおすすめ

量が食べられないお年寄りは、栄養を補うチャンス。おやつには積極的に甘酒や果物をとれば酵素を補給できる。

男性には…

かむものでクールダウン

日中は忙しくて交感神経が優位になりがち。間食はよくかむものを口にすると、自律神経が落ち着く。

Part 3 ／ きれいな腸をつくる毎日の習慣

これまでの食事を
振り返ってみましょう

	1日目	2日目	3日目
朝食 （時間 ： ）	食事 水分	食事 水分	食事 水分
昼食 （時間 ： ）	食事 水分	食事 水分	食事 水分
間食 （時間 ： ）			
夕食 （時間 ： ）	食事 水分	食事 水分	食事 水分
排便状況 （時間、便の質）			
運動			
睡眠			

3日間に食べたものをすべて書き出しマークをつけてみると、
自分の食事の傾向が一目でわかります。
特にとりにくい水溶性食物繊維は◎をつけてチェック。

 二重丸をつけて

水溶性食物繊維

海藻類　なめこ　長いも
里いも　熟した果物
アボカド　オクラ
モロヘイヤ　ごぼう　もち麦

 一重丸をつけて

不溶性食物繊維

玄米　きのこ類　さつまいも
じゃがいも　熟していない果物
葉野菜　根菜類　豆類
おから　こんにゃく

 3品以下にして

糖分の多いもの
お菓子　ジュース　アイス

添加物
ハム　ソーセージ　練り物
コンビニ食品

酸化した油
揚げ物　スナック菓子　ドーナツ

小麦粉製品
パン　パスタ　ラーメン　うどん

加工した油
マーガリン　菓子パン
コンビニ洋菓子

脂の多い肉、乳製品、刺激物（香辛料）

 要注意

冷えているもの
生野菜　冷えた果物
冷たい飲み物

体を冷やすもの
コーヒー　アルコール
カフェインが含まれるお茶

これも◎をつけて

大豆製品（豆腐、納豆、きなこなど）
脂肪の少ない肉　青魚
オリーブオイル　アマニ油
漬け物　卵　発酵調味料
こうじ　甘酒　バナナ
はちみつ　玉ねぎ

Column

「美腸」になったら人生変わった！
SPECIAL TALK 3

深刻な婦人科系トラブルも
美腸セルフケアで改善！

子宮がん検診で細胞の異形成が発見されたのが40歳のとき。手の打ちようがなく、もやもやとした気持ちのまま美腸セルフケアを始めました。しかし毎日、ケアをつづけた結果、なんと3カ月後の検査では異常なし！ 汚腸が婦人科系にもたらす悪影響は知っていましたが、身をもって体感し、改めて美腸のすごさを感じました。また長年の悩みだった敏感すぎる肌の状態も落ち着き、ウエストも−4.5cmに。腸には、あらゆる不調を改善するきっかけの糸がつながっていると痛感！

認定講師・美腸アドバイザー
福原康子さん(41歳)

アロマスクールとサロン運営に加え、リゾートホテルのオリジナルアロマの提案や、新規開業ホテルのホスピタリティ研修など幅広く活動している。

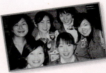
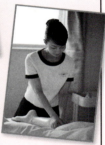

(左)肌のゆらぎに悩んだグランドスタッフ時代(後列左から2番目)。
(右)アロマと美腸ケアを融合したセラピー。

福原さんの腸ハッピー度

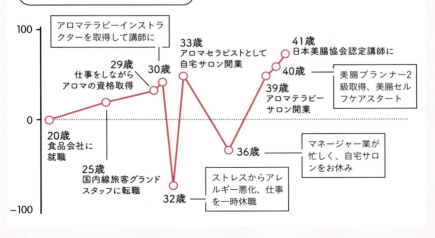

20歳 食品会社に就職
25歳 国内線旅客グランドスタッフに転職
29歳 仕事をしながらアロマの資格取得
アロマテラピーインストラクターを取得して講師に
30歳
32歳 ストレスからアレルギー悪化、仕事を一時休職
33歳 アロマセラピストとして自宅サロン開業
36歳 マネージャー業が忙しく、自宅サロンをお休み
39歳 アロマテラピーサロン開業
40歳 美腸プランナー2級取得、美腸セルフケアスタート
41歳 日本美腸協会認定講師に

Part 4

1日5分で人生が変わる!
腸ストレッチと腸もみで理想の自分になる

Part 4 ／ 腸ストレッチと腸もみで理想の自分になる

美腸になるには 腸ストレッチと 腸もみを 組み合わせる

腸ストレッチって？

神経の影響を受けやすい小腸は、心配や悩みがあると、緊張でかたくなり、便秘や下痢を招きがち。このガチガチのおなかをやわらかくして、お通じを改善するのが腸ストレッチ。腸のまわりの筋肉に刺激を与えて腸を動かします。

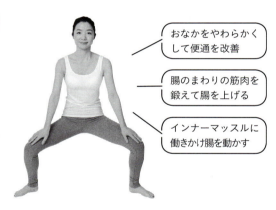

- おなかをやわらかくして便通を改善
- 腸のまわりの筋肉を鍛えて腸を上げる
- インナーマッスルに働きかけ腸を動かす

腸もみって？

間接的に腸を動かす腸ストレッチに対して、腸を直接マッサージするのが腸もみ。小腸の汚れを落とすのに効果的な方法です。30分以上、腸もみをすると、ぜん動運動が起こり、たまった老廃物を含む黒っぽい便が出ることも。

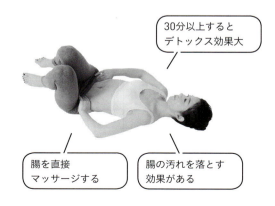

- 30分以上するとデトックス効果大
- 腸を直接マッサージする
- 腸の汚れを落とす効果がある

①〜⑬は毎日するのがおすすめ

次のページから紹介する①〜⑬の腸ストレッチ＆腸もみを毎日実践すると、腸にため込んでいる便がスッキリ出やすくなります。特にたまりやすい「右の腸骨下の上行結腸下部」と「左の肋骨下の横行結腸の終わり」の2つのポイントを意識しましょう。つづけるうちに「体重もするする落ちて、ウエストが出現」「アンダーバストが細くなり、バストアップ」という声が！

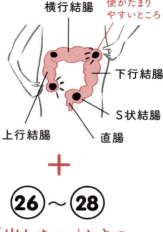

横行結腸／便がたまりやすいところ／下行結腸／S状結腸／上行結腸／直腸

＋

⑭〜㉕ それぞれの腸タイプに応じてプラス

p.52で判定した「腸タイプ」に合った腸ストレッチと腸もみも加えて実践できれば理想的。それぞれに特化したポイントにしぼってできるので、プラスすると美腸効果はさらにアップ。

＋

㉖〜㉘ 「出したい」ときの最終兵器

「出そうで出ない」人への最終兵器。大腸の最後にあるS状結腸に強い刺激を与えて、しっかりと排泄を助けます。この3つのエクササイズだけでも、効果はてきめん！すぐにトイレに行きたくなります。

腸ストレッチ・腸もみ Q&A

Q1 生理中や妊娠中にしてもいい？
A 生理中はどちらも問題なし。ただし経血が出やすくなるので、様子を見ながら無理せずに。妊娠中はストレッチはOKですが、腸もみはできません。

Q2 いつすると効果的？
A 副交感神経が優位になる入浴後や就寝前がおすすめ。激しい運動や飲食の直後は胃腸への刺激になりすぎるのでNG。

Q3 おすすめの服装は？
A ベルトやブラジャーをはずした、締めつけのない動きやすい服装＆はだしがベストです。

Q4 途中で痛みが出たら？
A がまんは禁物。痛む部分は避けて行いましょう。もし痛みが2日以上つづく場合は、医師の診察を受けて。

Q5 子どもやお年寄りは？
A 自分で実践するのは問題なし。腸もみをしてあげる場合は、様子を見ながらやさしくもみましょう。

Part 4 ／ 腸ストレッチと腸もみで理想の自分になる

基本の 腸ストレッチ

① 胸を大きくふくらませる
胸式呼吸

Point!
胸式呼吸は、胸郭の肋骨についている肋間筋の収縮で胸郭を広げる呼吸。深呼吸で胸をふくらませるイメージ。肺活量を上げる呼吸で、リフレッシュ効果がある。

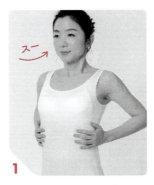

1 息を吸って胸郭を広げる
両足を肩幅に開いて立ち、両手を肋骨の下におく。胸郭の下をふくらませるイメージで、鼻からスーッと5秒息を吸う。

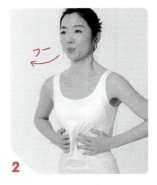

2 肋骨を押しながら息を吐く
両手で肋骨を押しながら口から10秒息をゆっくりと吐く。吸う：吐く＝1：2の割合。これを10回ほど繰り返す。

② 深い呼吸でおなかを動かす
腹式呼吸

Point!
横隔膜の動きで行う呼吸。横隔膜が収縮すると、腹腔の形が変わり、おなかがふくらむ。リラックス効果が高く、筋肉の動きをやわらげる働きがある。

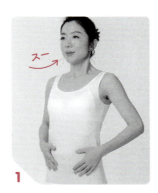

1 吸っておなかをふくらませる
おなかの下あたりに両方の手を当てて、両足を肩幅に開いて立つ。鼻から5秒息を吸い、下腹をふくらませる。

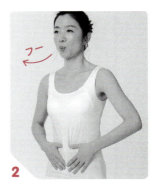

2 おなかをへこませて吐き切る
口から10秒息を吐く。おなかをへこませながら息を吐き切るのがポイント。これを10回ほど繰り返す。

98

ダブルの効果で腸上げ!
③ 胸式&腹式ストレッチ

> **Point!** 胸式呼吸と腹式呼吸、両方を組み合わせて腸の位置をととのえるのが、このストレッチ。深い呼吸で血流がよくなり、腸が活性化する。

1
息を吸っておなかにためる
足を肩幅に開き、しっかり床を踏みしめる。両方の手はおなかに当て、軽く息を吸っておなかに息をためる。

2
息を吸いながら腕を上げる
両方の腕を体に沿わせて、ゆっくり上げる。鼻から5秒息を吸う。おなかから胸の順にふくらませるイメージで。

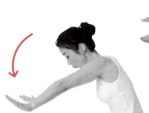

3
息を吐きながら腕は下へ
腕をゆっくりおろしながら、口から10秒息を吐く。腕の動きに合わせて、胸からおなかの順で、ゆっくり息を吐く。

4
体を丸めて息を吐き切る
さらに上体を丸めて、おへそをのぞき込むようにする。ひざ下まで手を伸ばし、息を吐き切る。これを5回繰り返す。

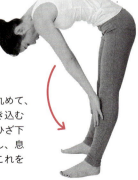

Part 4 / 腸ストレッチと腸もみで理想の自分になる

もみながらペコリ
④ おじぎストレッチ

> **Point!** わき腹をもみながら上体を倒し、おなかに圧をかけることで、便通を促進する。腸腰筋やおしりを形成する大臀筋がゆるみ、体全体がしなやかに。

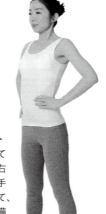

1 右手は腸骨の下、左手は肋骨の下へ
両足を肩幅に開いてまっすぐに立ち、右手は腸骨の下、左手は肋骨の下に当てて、前かがみになる準備をする。

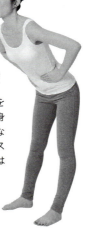

2 わき腹をもみながら上半身を前に倒す
両方の手でわき腹をもみながら、上半身を前に倒す。もみながら左手だけ下にスライドさせる。息はゆっくり吐く。

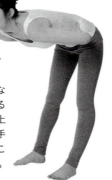

3 床と平行になるまで倒して頭を上げて
さらに前かがみになり、床と平行になるまで倒したら頭を上げる。最終的に両手は腸骨の位置に。これを10回繰り返す。

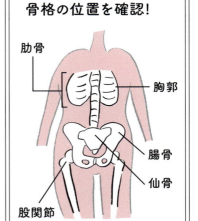

骨格の位置を確認!

肋骨 / 胸郭 / 腸骨 / 仙骨 / 股関節

滞った詰まりを解消

⑤ ぐるぐる腰回し

> **Point!**
> 便が詰まりやすい右の腸骨下と左の肋骨下を、左右互い違いにつかみ、腰を回して骨盤まわりの筋肉を刺激すると、腸が動きやすくなる。

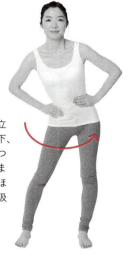

1
左右互い違いに つかんでぐるり

足を肩幅に開いて立ち、右手で腸骨の下、左手で肋骨の下をつかんだら、そのまま腰をゆっくり5回ほど回す。自然な呼吸でOK。

2
前に倒れて 回す

前に倒れて、ぐっとおなかに圧をかけて5回ほど回す。わき腹に力を入れて、肛門を締める。

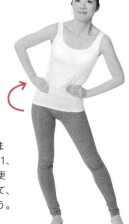

3
反対回りも 同じように

手の位置はそのままで、反対方向にも1、2と同様に回す。便秘解消効果に加えて、自律神経もととのう。

Part 4 ／ 腸ストレッチと腸もみで理想の自分になる

基本の腸もみ

寝たまま深呼吸
⑥ 腸もみのための腹式呼吸

> Point!
> ②腹式呼吸（p.98）と同じことをあおむけに寝て行う。腸をもむと眠くなることが多いので、腸もみは寝たスタイルがおすすめ。

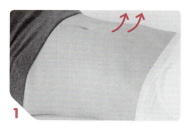

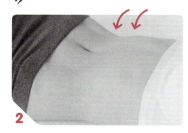

1 息を吸って、おなかをふくらませる
あおむけになり、下腹がふくらむように意識して、鼻から5秒かけて息を吸う。深い呼吸により、ぜん動運動が促される。

2 息を吐きながら、へこませる
おなかをへこませながら、ゆっくり口から10秒息を吐き出す。吸う：吐く＝1：2。これを10回繰り返す。

下がった腸を上げる！
⑦ 腸上げ

> Point!
> Vラインをあたためたら、寝た姿勢からおしりを上げて、下がっている腸を引き上げる方法。特に下がり腸の人には効果的！

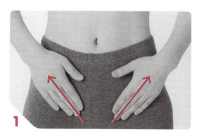

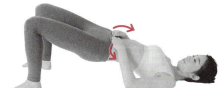

1 Vラインをさする
あおむけに寝た状態で、服の上からそ径部を下から上へ、V字を描くようにゆっくりさする。

2 小腸をおへそのほうに引き上げる
寝た状態からひざを曲げて、おしりをもち上げる。腸骨の上、小腸の下に両手を添えて、小腸をおへそのほうに引き上げる。

いよいよもんでいきましょう

指のおき方

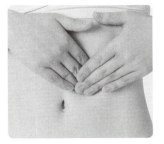

両手の3本の指を重ねる
腸を押すときには、両手を使う。人さし指、中指、薬指を重ねて押すと、押す面積が広くなるため、痛くなりにくい。

つかみ方

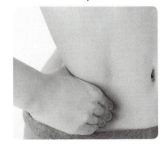

4本の指と親指でつかんでもむ
わき腹をもむときは、4本の指と親指でつかみ、指の第1関節まで入る程度に力を入れる。痛いときは無理は禁物。

腸もみの前に必ず！
⑧ 胃のマッサージ

Point! 肋骨に4本の指をくい込ませてもむと、胃の働きがよくなるので腸にもみ前に必ずしたいマッサージ。胃の調子がよければ、腸の活動もスムーズに。

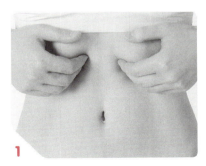

1
みぞおちに4本の指をセット
みぞおちに両手の4本の指を入れて、助骨をつかむようにする。寝た姿勢でも起きた姿勢でもOK。

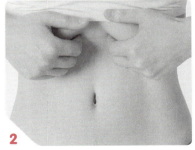

2
肋骨を下から上へ引き上げる
4本の指を肋骨にくい込ませて、下から上に上げるようにマッサージ。ゆっくり3回行う。

Part 4 ／ 腸ストレッチと腸もみで理想の自分になる

おへそのまわりに集中！

⑨ 小腸の ツボ押し

Point! おへその左右と上下、指2本分あけた位置に便秘と下痢にきくツボがある。3本の指の腹を当て、左右、上下を同時にやさしく刺激しよう。

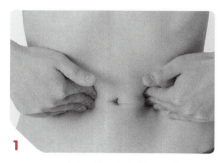

1

おへその左右、指2本分横を同時に押す

おへその左右、指2本分の位置にあるツボを、人さし指、中指、薬指の3本を使って同時に息を吸いながら押す。

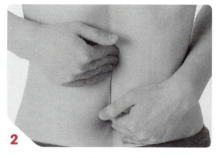

2

おへその上は指1本分、下は指3本分

おへその上下のツボを同時に押す。本来は上下、指2本分だが、下がり腸の人は上は指1本分、下は指3本分の位置を。

Point!

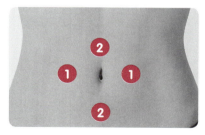

左右→上下の順に 2回押します

①の左右、②の上下のツボは、それぞれ同時に刺激するのがポイント。ぐっと力を入れて2回ずつ、ここちよさを感じる程度にマッサージしよう。寝た姿勢でも座った姿勢でも、どちらでも問題なし。食べすぎたときに押すと、翌朝の胃もたれ防止に。

⑩ 粘膜同士をこする
小腸の汚れ落とし

> 腸内の粘膜と粘膜をこすり合わせるように、かたくなった筋肉をほぐし、たまった汚れを落とす。足の下にクッションをおくと、ほぐしやすい。

Point!

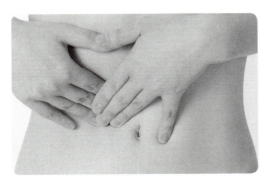

押したまま左右に動かして

寝た姿勢で、両手の指先をおなかに当てる。上からスタートし、おへそのまわりを6カ所押す。3本の指を重ねてグッと押したら、そのままこするように左右に動かす。

Point!

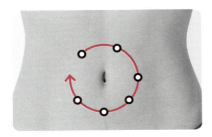

時計回りに3本の指で押してこする

3本の指を重ねて、1カ所につき左右に10回こする。それをゆっくり時計回りに6カ所、3周すればOK。ほどよい気持ちよさを感じる程度が目安。

Part 4 ／ 腸ストレッチと腸もみで理想の自分になる

右は下から、左は上から

 大腸の マッサージ

大腸の詰まりをとるなら、右の腸骨下の上行結腸下部と左の肋骨下の横行結腸の終わりをマッサージ。「右は下から、左は上から」と覚えて。

Point!

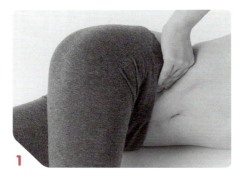

下から上へ

右の腸骨の下に 手を入れる

右のわき腹を上にして横になり、右の腸骨下に右手を入れて4本の指と親指でもむ。足は前に倒したほうがおなかを圧迫しやすい。

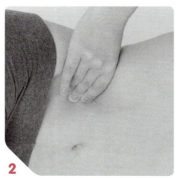

もみながら 上にスライド

右のわき腹をつかんだまま、上にスライドさせながらもむ。4本の指をおなかに押し込むようにマッサージ。

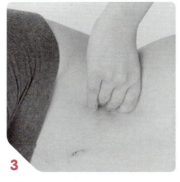

肋骨の下まで もみ上げる

さらに上にスライドさせて、肋骨の下までもんでいく。かたく感じるところがあれば、重点的にもむ。

> 途中でもみほぐす

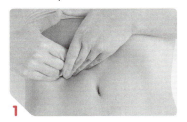

1
あおむけで右側をもみほぐす
横向きから、あおむけの姿勢になり、両手の3本の指で右側の肋骨下を軽くもみほぐす。

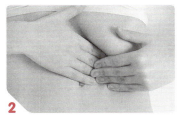

2
詰まりやすい左上に移動
両手指を少しずつ左側に移動させ、横行結腸から下行結腸にいたるカーブ部分をしっかりもむ。

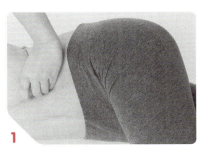

1

> 上から下へ

肋骨の下から下行結腸に向かってもんでいく
左のわき腹を上にして横になり、左手で左の肋骨の下あたりをつかみ、下のほうにもんでいく。

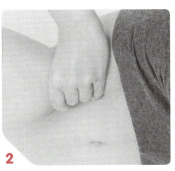

2
**4本の指と親指を
グイッと押し込む**
便を上から下に移動させるようなイメージで、4本の指と親指をグイッと押し込むようにマッサージする。

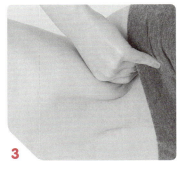

3
**腸骨の下まで
もみほぐす**
S状結腸へ便をしっかりと送り出すイメージで、腸骨の下まで、よくもみほぐしていく。

Part 4 ／ 腸ストレッチと腸もみで理想の自分になる

もむほうに体を傾けて

座って大腸もみ

> Point!
> いすに腰かけるか、床の上にあぐらをかいて座った状態で大腸をマッサージする。もむほうに体を倒すと、おなかの筋肉をゆるめることができる。

下から上へ

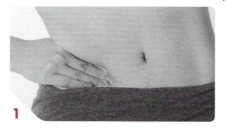

1 右の腸骨の上をもみほぐす
いすに深く腰かけて、右の腸骨の上行結腸を4本の指と親指でつかみ、第1関節まで入れてもみほぐす。

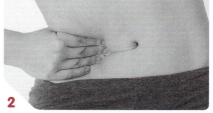

2 右側に体を傾けてもみほぐす
もんでいる右側に体を倒しながら、さらに下から上に、何カ所か押しながらもんでいく。

上から下へ

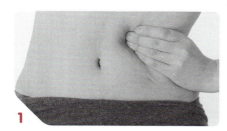

1 左は肋骨の下からさらに下へ
左側は肋骨の下から、さらに下に向かって、4本の指と親指で第1関節まで入るぐらいにもんでいく。

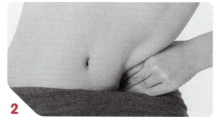

2 左側に倒して、手は腸骨の下に
ここちよい強さでもみながら、上半身をだんだん左側に倒していく。腸骨の下までマッサージする。

⑬ いつでもどこでもグイッ
大腸押しもみ

> これも座ったままできるマッサージ。便の詰まりやすい左側だけを刺激して、大腸の働きを促す。オフィスのデスクでも手軽にできる。

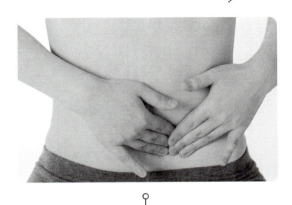

左側だけ押して集中的にもみもみ

両手の3本の指を重ねて、おなかの左側だけを指の第1関節まで入るぐらいに押す。少しずつ位置を下にずらしながら押す。

Point!

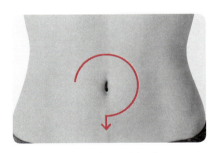

左側にたまった便を流す

大腸のつくりに沿って、右上の横行結腸から左下の下行結腸に向かい、時計回りに押していく。左側にたまった便をS状結腸に向かって流すイメージ。指は少しずつスライドさせて、そのつど力を入れて押す。小さめサイズのペットボトルの底を、おなかに当てて押してもOK。

Part 4 / 腸ストレッチと腸もみで理想の自分になる

タイプ別 腸ストレッチ

下がり腸

腸が下がり、おなかポッコリの「下がり腸」の人は、腸のまわりのインナーマッスルを鍛えて腸の位置を上げることが大切です。

⑭ 下がり腸の腸ストレッチ
おすもうさんスクワット

Point! 腸を上げるには、腸腰筋や骨盤底筋群など、腸のまわりの筋肉を鍛えること。階段を上る、しゃがむといった動きも日常にとり入れて。

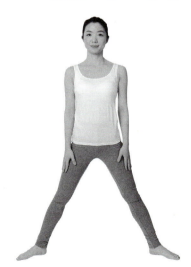

1 大きく足を開いて立つ
両足は大きく開き、まっすぐ立つ。手は体の横に自然に添える。

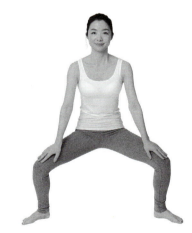

2 おしりを下げて踏ん張る
おしりを真下に下げて、中腰でストップ。足の位置はそのまま3秒ほど踏ん張って、元の姿勢に戻る。これを20回繰り返す。

＆ 腸もみ

左右交互にアプローチ
⑮ 下がり腸の腸もみ

> 両方の手のひらを使い、みぞおちに向かって少し押しながら、左右交互になでるように動かすことで、腸の位置を引き上げる。

Point!

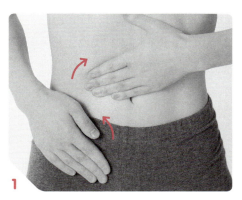

1

両方の手のひらでゆっくりなでる
右腰骨に右手、その上部分に左手をセットし、手のひらでゆっくりみぞおちまでなでる。下から上へ流すイメージ。

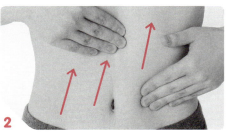

2

下から上へ3方向からなでる
両方の手を右から左に移し、同様に下から上へ、みぞおちに向かって左、中、右の3方向から左右交互になでる。これを5回繰り返す。

Part 4 ／ 腸ストレッチと腸もみで理想の自分になる

冷え腸

深いところに狙い撃ち！
⑯ 冷え腸の腸ストレッチ

> インナーマッスルを鍛えることが、血流をアップさせて腸の働きをよくするカギ。ふだんから呼吸や姿勢で腸のまわりの深部筋肉を刺激して。

Point!

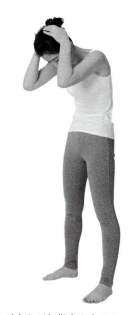

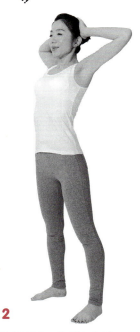

1 息を吐きながら背中を丸める
両足を肩幅に開き、頭の後ろに両手を当てる。息を吐きながら、ゆっくりと背中を丸めて、おなかに力を入れる。

2 体をそらして胸部を広げて
そのまま息を吸いながら体をそらし、腕も横に伸ばして胸郭を大きく広げる。1、2を最低10回、できれば20回繰り返す。

腸そのものが冷えていて疲れやすい「冷え腸」。腸やそのまわりの臓器の血流をよくして、ぜん動運動を活性化させましょう。

押してゆらす♪
⑰ 冷え腸の腸もみ

> 指3〜4本を使って、おへその下部分を深くまで押し、さらに動かすことで、腸のぜん動運動を促す。深いところでゆらすのがポイント。
>
> Point!

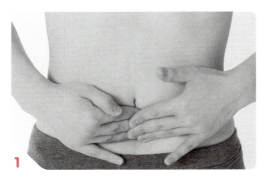

**両手の指で
おへその下を押す**

おへその下部分に両手の指3本を重ねて、息を吐きながら、ゆっくり押していく。⑩小腸の汚れ落とし（p.105）よりも、もっと強くプッシュする。

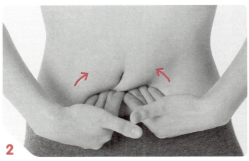

**深く押したら
さらにゆらす**

痛くなる手前まで深く押し、そこで指をゆらす。痛みではなく、違和感なら押しすすめてOK。

Part 4 ／ 腸ストレッチと腸もみで理想の自分になる

むくみ腸

体をひねって腸力アップ！
⑱ むくみ腸の腸ストレッチ

Point! 腸内の水分バランスの乱れは、腸のまわりの筋肉に刺激を与えて、腸の動きをよくすることで改善する。おなかをさまざまにねじる動きが効果的。

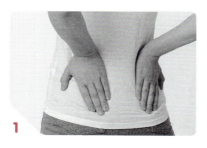

1

手のひらを腰に当てて腸腰筋を伸ばす
両足を肩幅に開き、両方の手のひらをおしりの上の部分に当てて体を支える。そのまま体をそらしながら、腸腰筋を伸ばす。

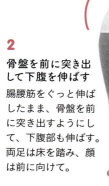

2

骨盤を前に突き出して下腹を伸ばす
腸腰筋をぐっと伸ばしたまま、骨盤を前に突き出すようにして、下腹部も伸ばす。両足は床を踏み、顔は前に向けて。

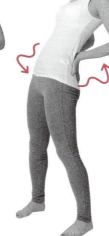

3

体を左右にゆらゆら
そのまま体を左右にふる。腰を伸ばしすぎないように、そ径部をしっかりと前に出すのがポイント。

腸内の水分バランスが乱れて腸がむくんでいる「むくみ腸」の人は、
腸全体を動かして、腸内の水分バランスをととのえましょう。

⑲ むくみ腸の腸もみ
小腸をまん中に集める

> **Point!** 全体的にむくんで膨張した小腸の下部にポイントを定め、手の側面を使って、腸をまん中に集めるマッサージ。軽く体をゆらすと効果的。

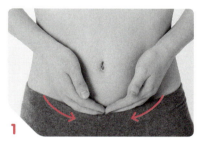

1 両手の側面で腸をまん中に集める
両方の手の側面をおなかに添えて、小腸の下部と思われる場所をかかえる。左右にゆらしながら、まん中に集める。

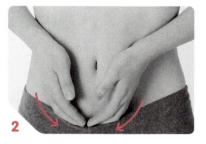

2 右側に動かしてまん中に
そのまま両手を右側に動かし、同様に小腸の下部を見つけて、まん中に集める。集める動きに合わせて体をゆらしてOK。

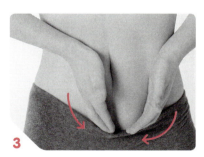

3 左右ともに繰り返す
さらに左側に移動し、同じように小腸の下部を見つけて、まん中に。これを20回繰り返し、むくんだ腸を引き締める。

Part 4 ／ 腸ストレッチと腸もみで理想の自分になる

たまり腸

ぜん動運動をサポート！
⑳ たまり腸の腸ストレッチ

> 腸腰筋の動きが悪いと、ぜん動運動が弱まるので、股関節を伸ばす動きや、足を内側に曲げる動きを積極的に行って。寝たままでも可能！

Point!

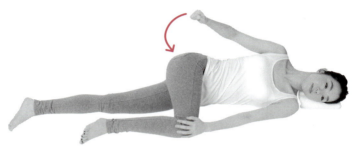

1 横向きに寝て片ひざを曲げる
横向きに寝て、おしりの上部の中臀筋を伸ばすように、上側の足のひざを曲げ、もう片方の足の太ももの上で交差させる。

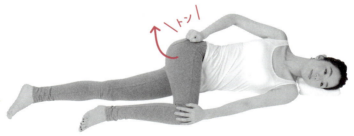

2 おしりの上側をトンとたたく
上側の手をふり上げ、おしりの上側をトンとたたくと同時に上半身をそり返らせ、股関節を伸ばす。10回たたき反対側も同様にする。

**ぜん動運動が弱く、いつもスッキリしない「たまり腸」の人は、
腸腰筋の筋肉を鍛えること。股関節を動かすことも意識して。**

㉑ 左側を念入りに たまり腸の腸もみ

> **Point!** たまり腸は、左側の腸の動きが悪いケースが多いので、左側を重点的にもんでいく。右手の3本の指と左手4本の指で、もみ力アップ。

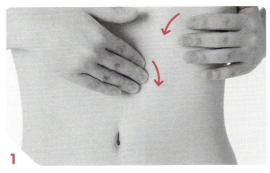

**左の肋骨が
スタート地点**

両手を左の肋骨部分に添え、右手は助骨のすぐ内側にセットする。息を吸って吐くタイミングで押す。

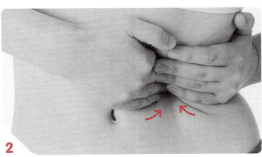

**右手の3本の指と
左手の指で圧迫**

右手は3本、左手は4本の指で同時にプッシュ。左手はわきから圧をかけるように、押すのがポイント。快く感じる程度まで押す。

Part 4 / 腸ストレッチと腸もみで理想の自分になる

ガス腸

22 ガス腸の腸ストレッチ
一定のテンポが効果的

> Point!
> たまったガスで乱れた腸内は、一定の刺激によってととのえられる。ジャンプをしてかかとに刺激を与えたり、腰をこぶしでたたいたりしてもOK。

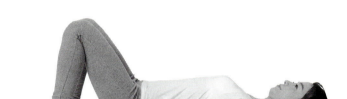

1 あおむけに寝てひざを曲げる
あおむけの状態で、足は肩幅に開き、両手は床につける。背骨の下にある「仙骨」が床にぴったりつくよう意識する。

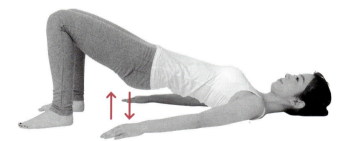

2 仙骨をリズムよく上げ下げする
腰を上げ下げして、仙骨をリズムよく動かす。20回繰り返す。おなかよりも仙骨に意識を向けて。

118

おなか全体にガスがたまり、腸の動きが悪くなっている「ガス腸」
タイプ。一定の刺激をリズミカルに加えるのがポイント!

リズミカルにたたこう♪

㉓ ガス腸の腸もみ

Point!
特に動きの悪い肋骨部分を意識して、一定のリズムでおなか全体をたたく。3本の指の腹を使い、ポンポンとここちよく当てていこう。

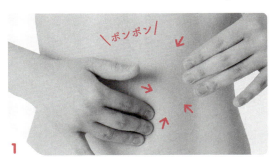

1

**おへそのまわりを
3本の指でたたく**

両手の3本の指の腹で、おへそのまわりを時計回りにポンポンとたたく。痛くない程度の刺激を与える。音楽に合わせるのもおすすめ。

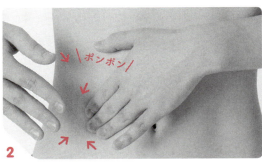

2

**だんだんと円を
大きくしてポンポン**

ポンポンとたたきながら、だんだんと円を大きくしていき、おなか全体にリズミカルに刺激を与える。10分以上つづけると効果が出やすい。

Part 4 ／ 腸ストレッチと腸もみで理想の自分になる

ストレス腸

自律神経にも効果的
㉔ ストレス腸の腸ストレッチ

> ストレスで腸の動きが不規則になり、自律神経が乱れている状態。ゆらゆらとやさしい動きが、弱った腸に効き、リラックス効果もあり。

Point!

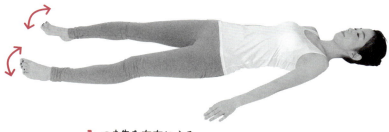

1 つま先を左右にふる
両足を肩幅に開き、あおむけに寝る。リラックスした気分で、つま先を立てて、ゆっくり左右に10回程度ふる。

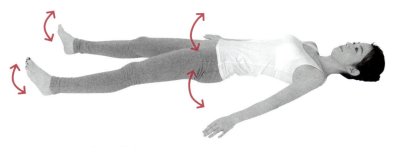

2 下半身をゆらす
足全体からおなかまで左右にゆらす。自然な呼吸で、10回程度動かす。腰は浮き、体全体がゆれてもOK。

120

自律神経が乱れやすい「ストレス腸」の人は、腸がリラックスできる動きをとり入れましょう。ウォーキングや呼吸も効果的。

やじろべえみたいに♪
㉕ ストレス腸の腸もみ

> **Point!** 一定のリズムでここちよい刺激を繰り返し、リラックスさせるのは、腸もみも同じ。もみながら左右にゆれて、自律神経をととのえよう。

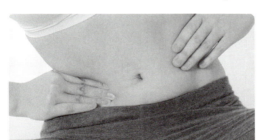

わき腹に手を添えて片側に倒す

あぐらの姿勢で座り、両手でわき腹を軽くつかむ。そのまま片側に体をゆっくりと倒す。倒したほうの手は、おなかをもむように力を入れる。

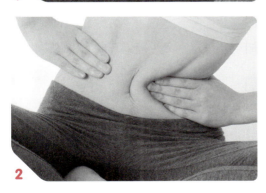

倒したほうの手でおなかをもむ

片方に倒したら、もう片方も倒す。ゆったり深く呼吸しながら、一定のリズムで、やじろべえのようにゆったりとゆれることを繰り返す。

Part 4 ／ 腸ストレッチと腸もみで理想の自分になる

最終兵器！ 出る出る ストレッチ＆腸もみ

[ストレッチ]

㉖ ねじり→圧迫が効く
おすもうスクワット

> しゃがんだまま体をねじることで腸を圧迫し、たまった便を一気に出す。外肛門括約筋も鍛えられる最強のストレッチ。

Point!

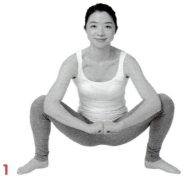

1
おすもうスタイルでしゃがむ
すもうとりのように、両足を開いてしゃがむ。両腕はひざの内側に入れて、両手のこぶしを合わせる。

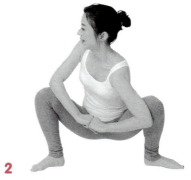

2
右側を向いて体を内側に入れる
右側にぐっと体をねじり、左の上半身を内側に入れる。目線は、なるべく遠くに向ける。

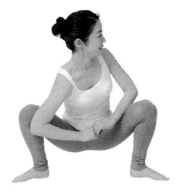

3
そのまま反対側にねじる
なるべく足の位置を動かさないようにして、今度は左側に体をねじる。やはり目線は遠くに。これを5回繰り返す。

㉗ ストレッチ
ひねる動きで 足上げ

Point!
左側にたまっている便を流す動き。これもおなかをねじって圧迫することで、S状結腸を刺激する。背筋を伸ばすのがコツ。繰り返すうちに便意が起こる。

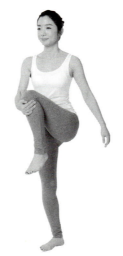

1 左足のひざを右手でかかえる
左足のひざを曲げて、右手で右斜め方向にかかえるように持つ。左手は自然に下げたままでOK。右足はまっすぐ立つ。

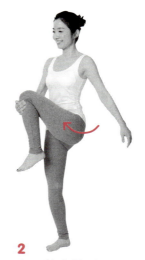

2 左ひざを内側にねじる
かかえた左ひざを内側にぐいっとねじる。おなかが圧迫され、S状結腸が刺激される。これを10回ほど繰り返す。

㉘ 腸もみ
おなかもゴロゴロ動き出す 足上げゴロゴロ

Point!
S状結腸を強くプッシュしながら左右にゆれる動きは、究極の出る出るマッサージ。ゴロゴロするうちに、おなかもゴロゴロしてくるはず。

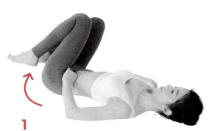

1 両ひざをおなかに引き寄せる
あおむけに寝て、両ひざを曲げてかかとをおしりに近づける。両手は、腰の骨を持つように指を入れて、S状結腸を押しながら右側にゆれる。

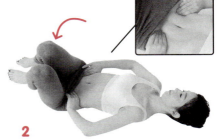

2 指で押しながら体をゆらす
そのまま左側にゆれ、ゴロゴロと左右に体をゆらす。指は、第1関節が隠れるぐらい強く押し込む。左側を強めに押すと、出る出る効果がアップ！

123

Part 4 / 腸ストレッチと腸もみで理想の自分になる

Column
美腸クッションで
ながら腸もみ♪

おなかに当ててさするだけで、腸を刺激する日本美腸協会監修の美腸クッション。1日5分ゴロゴロするだけで、腸もみ効果が！

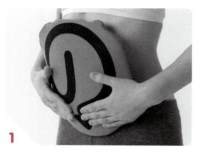

1

凸凹のある面をおなかに当てる

「の」の字面は表側に、凸凹のある腸のイラストが印刷された面はおなかに。上部2カ所の突起は肋骨の下に当てて。

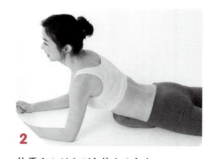

2

体重をかけながら体をゆらす

クッションはその位置のままで、おなかの下に敷き、うつぶせになる。「の」の字に合わせて約5分間、体をゆらす。

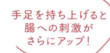

手足を持ち上げると腸への刺激がさらにアップ！

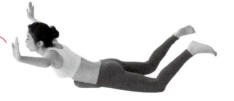

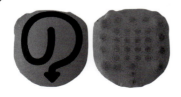

「スリムもんでるエクサクッション」

大中小31個の突起入り。特に便のたまりやすい場所に、大きい突起があるのがポイント。テレビを見ながらでもできる。購入はネット通販で。4612円＋税

Column

「美腸」になったら人生変わった!
SPECIAL TALK 4

> Part4の美腸モデルもかつては汚腸で悩んでいました

美腸食や腸もみ、生活を変えたら理想の人生が手に入った!

暴飲暴食で極度の便秘だった20代。生理痛もひどく、たびたびの婦人科系疾患で、女性としての自信を失いかけたところに日本美腸協会の存在を知りました。

それからは果物や発酵食品などを積極的にとり、どんなに遅く帰っても腸もみを欠かさない、そんな美腸生活を始めたら体重は－7kg、生理痛もなくなりました。理想の体型を手に入れ、求めていた豊かな時間を過ごせている今、自信をもって多くの人たちに美腸メソッドをお伝えしています。

エグゼクティブ認定講師・美腸ナース
岩永沙織さん（36歳）

九州初の認定講師として、福岡に美腸専門リンパサロンをオープン。福岡と東京の2拠点でセミナーを開催し、美腸メソッドの普及活動を行っている。

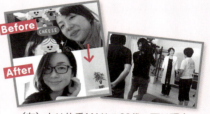

Before / After

（左）上は体重MAXの20代、下は現在。
（右）発信する機会がふえて、メディアの取材を受けることも。

岩永さんの腸ハッピー度

- 17歳: －100
- 23歳 看護師として勤務
- 24歳 突然の婚約破棄!
- 25歳
- 27歳 結婚
- ひき逃げ事故で十二指腸を損傷してから、胃腸トラブル発生
- 忙しさとストレスで食生活が乱れて便秘が悪化
- 29歳 卵巣から多量の出血
- 31歳 突然の腹痛に襲われ、卵巣嚢腫茎捻転で緊急手術
- 32歳 日本美腸協会を知る
- 33歳
- 35歳 看護師を辞める
- 36歳 国内外で活動中
- 美腸リンパサロンBELLELUNA開業。海外でセミナー＆施術をスタート♪

Part 4 ／ 腸ストレッチと腸もみで理想の自分になる

理想のプランを
つくりましょう

食事	献立	ポイント
朝食 （時間　：　）	食事 水分	
昼食 （時間　：　）	食事 水分	
間食 （時間　：　）		
夕食 （時間　：　）	食事 水分	

ここまで読んで、自分にはどんな「食事」「運動」「腸もみ」が
必要だと思いましたか？　目指す食生活や実践したい運動や腸もみ、
そして目標を書き出してみましょう。

運動

腸もみ

目標

Column

「美腸」になったら人生変わった！
SPECIAL TALK 5

痩身エステでもやせられなかったのに半年の腸活で体重が13kg減！

就職して5年。不規則な生活で気づけば体重が20kgふえ、生理痛がひどくて、ときには不正出血も。一念発起して痩身エステに通うも、まったくやせない……。

そんな中、美腸エステ®GENIEに転職。美腸生活にシフトし、2週間で体重は－5kg、2カ月で－11kg。生理痛もなくなり、半年で－13kg、今もリバウンドしていません。いち早く自分の体を知り、生活を変えることが、これほど大切なこととは。これからもお客様とともに美腸ケアに励むつもりです。

認定セラピスト・
美腸エステ®GENIEスタッフ
戸田 幸伽さん(25歳)

大手建設会社勤務を経て、美腸エステ®GENIEに転職。現在は、セラピストとして、クライアントひとりひとりの心と体に向き合っている。

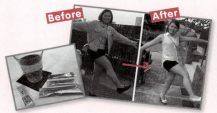

(左)酵素やラフィノースなどを入れたルイボスティーを愛飲。(右)左は腸活前。右は腸活後、11kgやせたころ。

戸田さんの腸ハッピー度

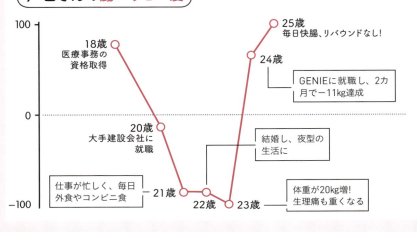

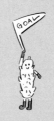

Part 5

便秘・下痢にサヨナラしたい！
腸トラブルの予防法、教えます

Part 5 ／ 腸トラブルの予防法、教えます

毎日出ていても
スッキリしない場合は便秘です

結腸の動きが鈍くなる
→ 弛緩性便秘

イボやコブのようなものができて通りにくくなる
→ 大腸がん、大腸ポリープなど器質性便秘

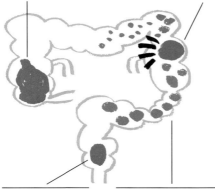

がまんすることで便が直腸にたまる
→ 直腸性便秘

けいれんなどが原因で腸が細くなる
→ ストレス性（けいれん性）便秘

便秘の種類

器質性便秘

大腸がんや大腸ポリープなど腸に何かしらの病気があることで起こる便秘。専門科で治療が必要。

機能性便秘

腸の働きの異常で起こる。「弛緩性」「直腸性」「ストレス性（けいれん性）」に分類。生活習慣で改善可能。

急性便秘

食生活の変化や水分不足、精神的要因などで、一時的に起こる便秘のこと。

慢性便秘

大腸の機能異常や自律神経の乱れなどが原因で、比較的、長期にわたってつづく。

便秘をわかりやすくいうと

1 毎日出ていても1回の量が35g以下

2 3日以上出ない状態

3 腹部の違和感や残便感がある状態

130

回数よりも、スッキリ感があるかどうかが「便秘」のボーダーライン

　食生活の乱れや運動不足、ストレスなどで腸内環境が悪化すると便秘になります。ただし週に３回以上、スッキリと出ているなら腸は元気な証拠。「便秘」とは、毎日出ていても量が少なかったり、便がかたかったり、あるいは残便感がある状態を指します。

　また便秘の原因は世代ごとに異なります。子どもは消化管の機能が未熟、腸内環境が不安定、心身の発達段階でストレスを受けやすいこと、高齢者は身体機能の低下、腸内環境の悪化、精神的なダメージの増加などがあげられます。どの世代も改善のカギは、食事と運動になります。さらに便秘がひどくなると、腰痛の出る人が多くいます。腰痛がある場合は便秘が考えられるでしょう。

check! あなたの便秘タイプは？

	弛緩性便秘	直腸性便秘	ストレス性 （けいれん性）便秘
腸の状態			
こんな人がなりがち	●食物繊維（食事）の摂取量が少ない人 ●高齢者 ●運動不足の人 ●習慣や環境の変化があったとき	●浣腸や下剤の乱用者 ●トイレ（便意）をがまんする人 ●腹圧をかけられない人	●ストレスが多い人 ●慢性の精神的な疾患をもつ人
特徴	食事量が少なく、運動不足で、腸がうまく働かない人に多い便秘。慢性便秘の大半を占める。下剤が効きにくい。	トイレをがまんしたり、座りっぱなしだったりで、直腸に便がたまっている状態。便意を感じにくくなっている。	ストレスで下痢になる過敏性腸症候群に似た症状。便秘と下痢を繰り返すのが特徴で、男性や若年者に多い。

Part 5 ／ 腸トラブルの予防法、教えます

便秘は女性ホルモンと密接につながりがあります

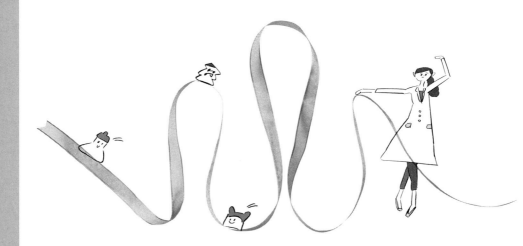

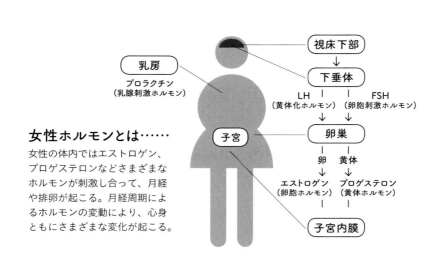

女性ホルモンとは……
女性の体内ではエストロゲン、プロゲステロンなどさまざまなホルモンが刺激し合って、月経や排卵が起こる。月経周期によるホルモンの変動により、心身ともにさまざまな変化が起こる。

乳房
プロラクチン
（乳腺刺激ホルモン）

視床下部
↓
下垂体
LH ｜ ｜ FSH
（黄体化ホルモン）（卵胞刺激ホルモン）
↓
子宮　卵巣
｜
卵　黄体
｜　　｜
エストロゲン　プロゲステロン
（卵胞ホルモン）（黄体ホルモン）
｜
子宮内膜

プロゲステロンの分泌がふえる排卵期からだんだん便秘になりやすくなります

便秘に大きく関係する女性ホルモンは、プロゲステロン（黄体ホルモン）とエストロゲン（卵胞ホルモン）です。排卵後にふえるプロゲステロンは、妊娠に備えて体内の水分量を維持する働きがあります。そのため、分泌量のふえる排卵期から黄体期は、体は水分をため込もうとし、大腸の水分吸収が促進され腸の壁がむくみ、ぜん動運動が弱まり、月経前は便秘になりやすくなるのです。

また、閉経を迎えてエストロゲンの分泌が低下すると、自律神経の働きが乱れて腸のぜん動運動に不調が生じ、便秘や下痢になることがあります。

女性ホルモンと生理周期

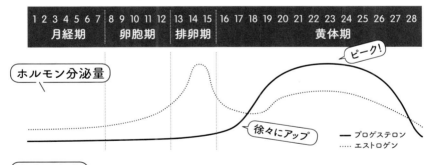

心身の変化

月経期
プロゲステロン、エストロゲンともに少なく、肌は乾燥しやすく、荒れぎみに。体は疲れやすく、憂うつな気分になりやすい。

卵胞期
卵胞を成熟させるエストロゲンの分泌がアップし、肌にツヤとハリが出る。体調がよくなり、ダイエットしやすい。気分も前向きに。

排卵期
エストロゲン、プロゲステロンともに上向きに。肌は皮脂分泌が高まり、よい状態だが、体はむくみやすくなる。気分の変動も激しくなる。

黄体期
プロゲステロンの分泌がふえ、エストロゲンはダウン。血行が悪くなり、クマやくすみが目立つ。むくみや便秘が気になり、イライラぎみに。

Part 5／腸トラブルの予防法、教えます

ストレスや生活習慣の乱れから発生する**腸の病気**

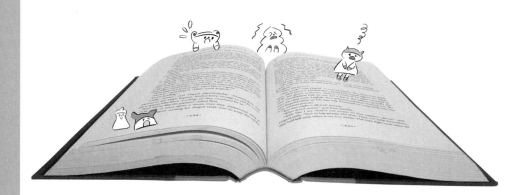

大腸ポリープ、腸閉塞、大腸がん……
便秘が腸の病気を引き起こします

　便秘がつづき、腸内に便が長くとどまると、便が腐敗してさまざまな腸の病気を引き起こします。大腸にイボができる「大腸ポリープ」をはじめ、大腸のけいれんから腹痛が起こる「過敏性腸症候群（IBS）」、大腸の外側に袋ができて便がたまる「大腸憩室症」、腸が詰まる「腸閉塞」、大腸の壁ががん化する「大腸がん」といった病気は、すべて便秘から発展したもの。女性のがん死亡率1位は大腸がんですから、誰にとっても他人ごとではありません。こうした病気を避けるには、まず便秘にならないこと。食生活を正し、適度に運動し、ストレスの少ない生活を心がければ、腸の病気とは無縁でいられるでしょう。

大腸ポリープ

症状

大腸の管の粘膜層の一部に、イボができる。肛門近くだと血のまじった便が出ることもあるが、無症状のことも多い。

治療法

内視鏡検査で良性の腺腫か、がんが疑われる腺腫かを判断し、後者なら外科手術か内視鏡治療をしてポリープをとる。

過敏性腸症候群（IBS）

症状

大腸がけいれんし、腹痛、便秘、下痢、不快感などの症状が起こり、腸内の輸送がうまくいかなくなる。若年者に多い。

治療法

生活習慣を見直したうえで、症状が改善しない場合は、消化管機能調整薬やプロバイオティクスなどが用いられる。

大腸憩室症

症状

大腸の緊張が高まることで、腸壁の外側に凸状の袋ができる。無症状だが、炎症を起こし憩室炎になると腹痛や出血も。

治療法

症状がなければ、治療は不要。憩室炎は抗生剤による治療を行う。出血が多い場合は、止血処置を行うこともある。

腸閉塞

症状

腸が詰まり、内容物がまったく進まない状態。腹痛、便秘、嘔吐などが起こり、ひどいときはふん便様の汚物を吐くときも。

治療法

軽度の場合は、点滴治療をしながら絶飲食で胃腸を休める保存的治療を行う。それでも改善しない場合は手術治療に。

大腸がん

症状

大腸粘膜の細胞から発生し、壁ががん化。直腸がんと結腸がんがある。血便、下血、下痢と便秘の繰り返しなどが主な症状。

治療法

ステージによって、内視鏡治療か手術かを選択する。手術後は再発を防ぐために、薬物療法や放射線治療を行う。

Part 5 ／ 腸トラブルの予防法、教えます

便秘薬を使うときは弱いものから

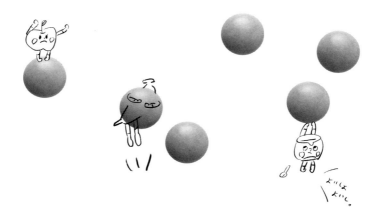

安易な便秘薬の使用は危険！
自分で出す力がなくなります

　便秘の薬は、機能性便秘（p.130）に対して用いられることが多く、種類もさまざま。「膨張性下剤」→「塩類下剤」→「刺激性下剤」→「潤滑型下剤」と弱いものから順番に使われるのが一般的です。しかし、重い便秘に悩むと、刺激性下剤を使う人が多いのが現実。刺激性下剤は、力ずくで腸を刺激して便を排出するため、腸の炎症が慢性化し、粘膜が黒ずみます。また強制的に腸を動かしつづけると、自力で便を出せなくなる恐れも……。

　そもそも下剤は、バリウムを使った検査後や旅行など緊急時に使うもので、便秘だからと常用するものではありません。服用するときは、医師の診断をあおぐようにしましょう。

下剤のタイプ

タイプ	便の量をふやす↓**膨張性下剤**	便をやわらかくする↓**塩類下剤**	腸を刺激してぜん動運動を促す↓**刺激性下剤**	便のすべりをよくして排泄を促進↓**潤滑型下剤＝浣腸**
特徴	主成分は、バルコーゼ、食物繊維、寒天など。自ら水分を吸って体積をふやし、便の量をふやす。刺激は弱い。	酸化マグネシウムが代表的。便に水分をとり入れて、便をやわらかくする働きがある。作用は弱め。	ラキソベロンやプルセニドなど。腸に直接作用して、ぜん動運動を促進する。常用すると便意がなくなる。	グリセリンなど。腸と便の摩擦をやわらげ、すべりをよくする働きがある。便が肛門までおりてきている人に。
注意点	就寝前に十分な水分といっしょに服用する。朝、水と飲むと、下剤と水分が反応し、水のような便になる。	寝る前に、たっぷりの水といっしょに飲むこと。高マグネシウム中毒や脱水、下痢に注意が必要。	依存性が高いため、乱用は避けること。急性腹痛やストレス性（けいれん性）便秘の人、妊娠中の人は使ってはダメ。	刺激が強いので、ショックに注意。また出血や裂肛などの恐れもある。子どもに使うときは慎重に。

弱 ──────────────→ 強

弱いものから使っていきましょう

子どもには最初に潤滑型をすすめられる場合も……

子どもの場合は、便が肛門までおりてきているのになかなか出ないというケースが多いため、潤滑型下剤、いわゆる浣腸を最初にすすめられることがあるが、心配はいらない。

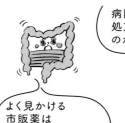

Part 5 ／ 腸トラブルの予防法、教えます

便秘薬の減らし方と やめ方を知っておきましょう

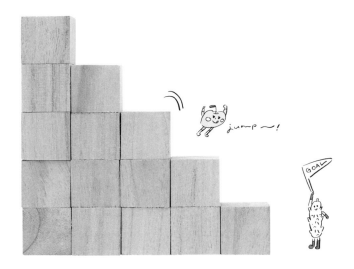

便秘薬依存になる前にじょうずな つき合い方を知っておきましょう

　長年、便秘に苦しんでいる人の中には、市販の便秘薬を規定量を超えて飲んでいたり、毎日欠かさず飲んでいたりと、便秘薬依存に陥っている人も少なくありません。便秘薬依存になると、どんどん薬の量がふえていくのがこわいところ。そうなると、ますます腸内環境は悪化していきます。

　こうした負の連鎖を断ち切るには、まず「規定量を守る」こと。そして、だんだん「弱い下剤にかえていく」、いずれは「飲まない日をつくる」という3つのルールを守ることが大切です。

　徐々に便秘薬を飲まないことに体を慣らすとともに、食事や運動などの生活習慣を見直していきましょう。

減らし方&やめ方　3つのルール

1 規定量を守る

便秘薬依存の人の中には、1回に数錠、数十錠と規定量をはるかに超えて飲んでいる人もいる。服用するときは、どんな薬でも規定量を守ることは基本中の基本。

2 弱い下剤にかえていく

p.137の下剤のタイプを見て、右から左という順に1段階ずつ弱い薬にかえてみて。現在、刺激性下剤を使っているなら、塩類下剤にかえてみるということ。

3 飲まない日をつくる

毎日飲んでいる人は、飲まない日をつくろう。3日出ないのが便秘の定義なので、2日出なければ、次の日に飲む、という間隔までもっていけると理想的。

下剤成分の入ったお茶にも注意!

薬はやめても、センナ茶やキャンドルブッシュといったお茶を継続して飲んでいる人は要注意。下剤成分が含まれているため、下剤と同じく、飲みつづけると腸が自力で動かなくなる、体が薬に依存してしまう、といった恐れがある。原材料をあらためて確認してみて。

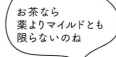

お茶なら薬よりマイルドとも限らないのね

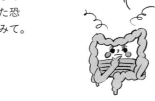

自力でやめられないときは次のページへ!

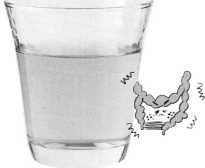

Part 5 ／ 腸トラブルの予防法、教えます

重度の便秘なら便秘外来へ行きましょう

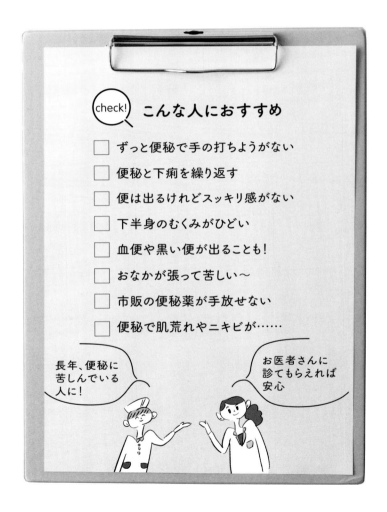

個々の症状に合わせた治療で

慢性的な便秘に悩む人は、便秘に特化したカウンセリングや治療を行う便秘外来を受診するのも手です。便秘外来では医師が診察し、その人に合う適切な治療を行います。内服薬は塩類下剤と整腸剤が中心。刺激性下剤はほとんど使わず、生活習慣の改善による便秘解消を目指します。ケースに応じて、腸マッサージを行ったり、サプリメントや漢方薬が処方されたりすることも。

便秘外来に通うと、一般的に3カ月ほどで改善に向かうといわれます。便秘外来の治療のゴールは、薬に頼らずに自力で便が出せること。「薬なしでは便が出ない」という人は、便秘外来の受診を検討してみては。

便秘外来の診察の流れ（小林メディカルクリニック東京で初診の場合）

1 問診票の記入

受付をすませたら、診察を受ける前に、現在の体の状態やアレルギーの有無など細かく問診票に記入し、提出する。

2 医師のカウンセリング

いよいよ診察室へ。医師に直接、現在の腸の調子や悩みについて話す。その後、医師によって検査内容が決められる。

3 医師の判断による検査

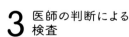

腹部エコーやレントゲンなどの検査を行う。隠れている疾患がないか確認するために、血液検査を行うことも。

4 治療方針の決定、説明

医師から検査結果の説明を受け、治療方針や処方が決定される。血液検査は結果が出るまでに、1週間ほどかかる。

5 看護師による生活ケアのアドバイス

看護師や専門指導士から今後の治療方針の説明や生活指導が行われる。疑問や質問があれば、なんでも聞いてみよう。

6 会計

初回カウンセリング、検査、診察、処方、食物繊維サプリメントなどで、合計1万～2万円。所要時間は1時間ほど。

Column

「美腸」になったら人生変わった!
SPECIAL TALK 6

40代で強度のパニック障害に 美腸生活でとり戻した心身のバランス

エイジングケアコンサルタントとして多忙な中、42歳の出産。ハードな生活の末、強度のパニック障害に。薬が手放せず、家から出られなくなりました。「腸が全然動いていないよ。もっと腹を据えて、地に足をつけて生きていかないと」。苦しむ中、ある治療家からのこの一言が、私を美腸の世界に進ませるきっかけに。生活習慣を改善し、まさに腹を据えた生活を心がけたら、見事に心身の健康が取り戻せたのです。腸の健康こそが、真の健康の入り口になる。今も強く感じています。

エグゼクティブ認定講師・
美腸アドバイザー
小國肖子さん(51歳)

エイジングケアコンサルタントから病気療養を経て、現在はホリスティックケアサロンを運営。美腸イベント、講演も主催。自律神経ケアを深く学ぶ。

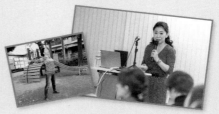

(左)毎日のラジオ体操で1日がスタート! (右)心という観点から美腸について講演することが多い。

小國さんの腸ハッピー度

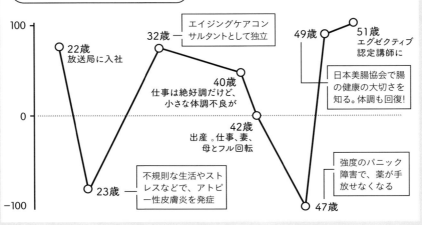

- 22歳 放送局に入社
- 23歳 不規則な生活やストレスなどで、アトピー性皮膚炎を発症
- 32歳 エイジングケアコンサルタントとして独立
- 40歳 仕事は絶好調だけど、小さな体調不良が
- 42歳 出産。仕事、妻、母とフル回転
- 47歳 強度のパニック障害で、薬が手放せなくなる
- 49歳 日本美腸協会で腸の健康の大切さを知る。体調も回復!
- 51歳 エグゼクティブ認定講師に

Part 6

美腸プランナーへの道!
おさらい問題にトライ

○か×で答えて！
美腸プランナー初級レベル

問題1 腸は私たちが食べたものを消化して吸収し、排泄するだけの臓器である

問題2 腸の長さは自分の身長と同じぐらいの長さである

問題3 腸は骨に囲まれておらず、筋肉に保護されている

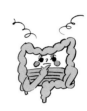

問題4 美腸のためには、まずよい菌を入れることが大事

問題5 美腸のためには、筋肉も大事である

問題6 毎日1回、お通じがあれば美腸といえる

問題1 ✗
吸収・排泄だけでなく、免疫細胞をつくったり、セロトニンを分泌したりする働きもある（p.41）。

問題2 ✗
腸の全長は小腸6〜7m＋大腸1.5m＝7.5〜8.5m。女性の身長の約5倍ということに（p.40、42）。

問題3 ○
大腰筋と腸骨筋からなる腸腰筋や骨盤底筋群、多裂筋、横隔膜、腹横筋などに囲まれている（p.44）。

問題4 ✗
よい菌を入れる前に、食物繊維を摂取し、体の中の老廃物を出して腸をきれいにするのが先（p.20）。

問題5 ○
特に腸のまわりの筋肉を鍛えることで、ぜん動運動が活発になり、便通がよくなる（p.30、44）。

問題6 ✗
便の色や形、量が大事。黄土色か黄茶色のバナナ状のものが出ていれば、毎日出なくても問題なし（p.6）。

美腸ビギナーでもおさえておきたい基礎知識を、
○か×かで答えておさらい！　正解できなかった問題は
下段の解説を読んで復習しましょう。

問題7 腸内フローラとは、
腸内細菌が集まってつくる群生のこと

問題8 腸内細菌の善玉菌は、
白い砂糖が大好きである

問題9 女性が便秘になりやすい原因の一つには、
女性ホルモンの影響がある

問題10 私たちの体は、
神経が緊張しているときに消化をする

問題11 薬局に売っている便秘薬なら、
自分の判断で飲んでよい

問題12 腰が痛くなってから便秘になったが、
腰痛と便秘は関係ない

問題7 ○
腸内フローラとは、回腸から大腸の内壁にびっしり群生している腸内細菌の集合体のこと（p.28）。

問題8 ×
善玉菌が大好きなのは、菌のエサになるオリゴ糖。精製された白砂糖は腸内紙菌を弱らせる（p.28）。

問題9 ○
特にプロゲステロンがふえる月経前や、エストロゲンが減る閉経前後は便秘になりやすい（p.133）。

問題10 ×
腸の消化活動は、リラックスする神経が働くとき＝副交感神経が優位なときに活発になる（p.48）。

問題11 ×
一般的な市販薬は、いわゆる常習性の強い刺激性下剤。使うときは医師に相談すること（p.136）。

問題12 ×
排便の神経は腰にあるため、便秘と腰痛は関係がある。腰にいい生活が、結果的に便秘予防に（p.131）。

145

美腸プランナー初級レベル

問題 13 トイレを何回もがまんしていると、トイレに行きたいという便意がなくなる

問題 14 コーヒーでお通じがあるので、毎日起きたらすぐにコーヒーを飲んでいる

問題 15 毎食、ネバネバ食材をとるように意識している

問題 16 朝はキンキンに冷えた水を飲み、腸に強い刺激を与える生活がよい

問題 17 夜は湯ぶねにゆっくりつかってリラックスしている

問題 18 おなかのマッサージは、昼食後がいちばん効果的である

問題 13 ○
便秘で直腸に便がたまりすぎると、大脳にいくら信号を送っても届かず、便意をもよおさない（p.43）。

問題 14 ✗
朝一番は、常温の水で乾いた体に水分を補給して。コーヒーで便を出すのはNG（p.54、66、76）。

問題 15 ○
オクラやモロヘイヤなど、水溶性食物繊維が豊富なネバネバ食材を毎食とるのは大正解！（p.78、87）

問題 16 ✗
冷たい水で刺激を与えるのは、腸への負担大。水を飲むときは、常温か人肌にあたためて（p.61、66）。

問題 17 ○
湯ぶねにつかると、おなかがあたたまって副交感神経が優位になり、腸の働きがより活発に（p.74）。

問題 18 ✗
腸の消化活動は24時過ぎから。消化活動を助けるマッサージは、昼食後よりも寝る前に（p.97）。

Part 6 美腸マスターへの道!

問題 19 腸によい運動は、ランニングよりウォーキングである

問題 20 夕食が遅くなった場合、朝は何も食べずに昼食からとるほうがよい

問題 21 美腸のためには、締めつける洋服を毎日着たほうがよい

問題 22 食事は、まず生の野菜から食べる

問題 23 夜寝る前は、スマホやパソコンなどを使わないのが腸によい生活である

問題 24 便を出すためには、おなかをグイグイもんでマッサージする

問題 19 ◯
交感神経を優位にするランニングよりも、副交感神経を優位にするウォーキングのほうが◯（p.72）。

問題 20 ✕
体内時計をリセットするには、朝食の刺激がベスト。果物など消化のいいものを軽くとって（p.67）。

問題 21 ✕
腸の血流をよくするには、ジャストサイズか、ゆったりめのものを。締めつける洋服はNG（p.37）。

問題 22 ✕
あたたかいスープやみそ汁などを先に食べると、消化管があたたまり、消化がよくなる（p.86）。

問題 23 ◯
ブルーライトを発するスマホやパソコンを寝る前に使うと交感神経が優位になり、睡眠の質が低下（p.77）。

問題 24 ✕
力まかせにマッサージするのは✕。両手の3本の指を重ねて、やさしくもむこと（p.103）。

4つの中から選んで!

美腸プランナー3級レベル

問題 1 > 食べ物が口から入り、食道を通って、次に入る臓器は
どれか？　次の中から1つ選んでください
A 胃　**B** 小腸　**C** 十二指腸　**D** 肝臓

問題 2 > 食べ物は口から入って、早い人で何時間で排泄されるか
A 12時間　**B** 24時間　**C** 36時間　**D** 48時間

問題 3 > 腸は非常に賢い臓器であることから「第二の○○」と
いわれている。○○に入る言葉はどれか
A 脳　**B** 心臓　**C** 肺　**D** 骨

問題 4 > 腸のゴールデンタイムといわれているのは何時からか
A 20時　**B** 22時　**C** 24時　**D** 26時

問題 5 > 小腸の役割でないものはどれか
A セロトニン生成　　**B** 免疫細胞の生成
C 食物の消化　　　　**D** 便の形成

問題 6 > 腸はどんなときに効果的に働くか？
A 走っているとき　　**B** リラックスしているとき
C 朝起きたとき　　　**D** 寒いとき

問題 1 A
食道の次に行くのは胃。小腸で消化しやすいように食べ物をドロドロ状にかくはんする（p.34、36）。

問題 2 B
口から入った食べ物は、24〜48時間のサイクルで排泄されるので、いちばん早い人で24時間（p.34）。

問題 3 A
脳と腸は、自律神経を通してつながっていることから「第二の脳」「感じる臓器」といわれる（p.50）。

問題 4 C
消化活動が最も盛んになるのが24時以降。この時間が腸にとってのゴールデンタイム（p.75）。

問題 5 D
「便の形成」は大腸の役割。残りカスが左側の下行結腸でだんだん便として形づくられる（p.42）。

問題 6 B
リラックスして副交感神経が優位なときこそ、効果的に働く。ホッとできる時間を見つけて（p.73）。

美腸の基礎知識を学ぶのが美腸プランナー3級。
どれぐらい美腸の知識が身についたか
チェックしてみましょう！

問題7 便秘の典型的な症状はどれか
A 毎日3回以上排便　B 水様性の便
C 両手いっぱい　　　D 毎日ピンポン玉くらいの便

問題8 食べ物の栄養を吸収する部分で90％以上を担っているのはどれか
A 胃　B 小腸　C 大腸　D 盲腸

問題9 日本の大腸がんの死亡率で正しいものはどれか
A 男女ともに3位　B 男女ともに1位
C 男性のみ1位　　D 女性のみ1位

問題10 腸に負担をかけないために、いちばん先に食べたほうがよいものはどれか
A お肉　B みそ汁　C ごはん　D お菓子

問題11 腸への刺激が強い下剤と呼ばれる薬やお茶などに入っているものはどれか
A センナ　B マグネシウム　C 乳酸菌　D 寒天

問題12 セルフ腸もみで正しいものは次のうちどれか
A 立った状態で行う　B グイグイ強くマッサージ
C 爪で押す　　　　　D 時計回りにマッサージ

問題7 D
黒っぽく、コロコロとしたピンポン玉状の便は、毎日出ていたとしても便秘の症状（p.130）。

問題8 B
胃でも消化・吸収されるが、本格的に消化されるのは小腸。それでも吸収されないものは大腸へ（p.40）。

問題9 D
女性1位、男性3位。女性のがん死亡率2位は、肺がん、3位胃がん。男性の1位は肺がん（p.7）。

問題10 B
消化管をあたためて消化をよくするには、あたたかいみそ汁やスープを先に食べるのがよい（p.86）。

問題11 A
センナ茶やキャンドルブッシュは強い成分の下剤。お茶と勘違いして、飲む恐れがあるので注意（p.139）。

問題12 D
大腸のつくりに沿って、時計回りにもむのが基本。グイグイ押さず、痛くない程度の強さが正解（p.109）。

美腸プランナー3級レベル

問題 13

下記のうち、いちばん消化のよいものはどれか
A おにぎり　**B** ゆでたまご　**C** りんご　**D** クッキー

問題 14

平成23年度より開始になった大腸がん検診、何歳以上の男女に適応となったか
A 35歳　**B** 40歳　**C** 45歳　**D** 50歳

問題 15

下記のうち、水溶性食物繊維が多い食物はどれか
A セロリ　**B** レタス　**C** アボカド　**D** えのきだけ

問題 16

私たちの腸内細菌の量はどのぐらいか、いちばん近いものを1つ選んでください
A 100g　**B** 500g　**C** 1kg　**D** 1.5kg

問題 17

腸内細菌で悪い菌はどれか
A 善玉菌　**B** 日和見菌　**C** 悪玉菌　**D** 乳酸菌

問題 18

便の量をふやすために食べたほうがよいものはどれか
A 玄米　**B** お菓子　**C** うどん　**D** パスタ

問題 13 C
生の果物は食物酵素が多く、小腸での消化を助ける。熟した果物は水溶性食物繊維も豊富（p.84）。

問題 14 B
平成23年より40歳以上の男女に対し、大腸がんの検診がスタート。検診も簡易に（p.7）。

問題 15 C
同じ食物繊維でもアボカドは、こびりついた老廃物を落とす水溶性。コロコロ便に効果的（p.79）。

問題 16 D
腸内細菌の量は1.5kgとずっしり。善玉菌が多いほど、腸内フローラも豊かに広がる（p.29）。

問題 17 C
体に害を与え、病気や老化を誘発する。ウェルシュ菌やブドウ球菌、大腸菌が代表的（p.26）。

問題 18 A
便の量をふやすには、不溶性食物繊維が豊富な玄米を。精製された白米より栄養も豊富（p.79）。

Part 6 美腸マスターへの道!

問題19 腸の負担を抑えるためには、遅くとも寝る何時間前に食事をすませるべきか
A 3時間前　B 4時間前　C 5時間前　D 6時間前

問題20 下記のうち、酵素が多く含まれている食品は何か
A ごはん　B さつまいも　C みそ　D せんべい

問題21 便秘に影響する女性ホルモンは何か
A エストロゲン　B プロゲステロン
C オキシトシン　D プロラクチン

問題22 便のかさをふやし、大腸がん予防に効果的な料理はどれか
A チャーハン　B ポテトサラダ　C 焼き鳥　D きのこ汁

問題23 腸の動きが悪い人にまず必要なことはどれか
A 食品添加物などを入れない　B 老廃物を出す
C 乳酸菌を入れる　D 筋肉を鍛える

問題24 私たちの体にある胃腸は、何によって保護されているか
A 筋肉　B 骨　C リンパ液　D 血液

問題19 A
食べてすぐ寝ると消化にエネルギーを使い熟睡を妨げるので、寝る3時間前に食事をすませて（p.75）。

問題20 C
発酵食品は食物酵素の宝庫。みそや納豆、漬け物など、昔ながらの和食に多く含まれている（p.80）。

問題21 B
生理を起こすプロゲステロンが、体のむくみや便秘を引き起こす。生理前には便秘がちに（p.132）。

問題22 D
しいたけなどのきのこ類は不溶性食物繊維が豊富で、有害物質を体外に排出する効果が（p.79）。

問題23 A
腸の働きをよくするには、まず添加物を入れないこと。そして老廃物を出し、よい菌を入れる（p.20）。

問題24 A
腸は筋肉で保護されているため、腸の働きをよくするには周辺の筋肉を動かすことが重要（p.44）。

4つの中から選んで！

美腸プランナー2級レベル

問題 1 > 常に出口付近に便があるという便秘の人の便秘解消法はどれか
A 腹筋をつける　**B** リラックスする時間をつくる
C 食物繊維を多めにとる　**D** 朝にトイレに行く時間をつくる

問題 2 > 高齢者におすすめの、腸を健康に保つための食材はどれか
A きんぴらごぼう　**B** 納豆　**C** ヨーグルト　**D** 桃

問題 3 > 毎日お通じがあった人が、一人暮らしを始めて
便秘ぎみになった場合、何から試すのがいちばんよいか
A 寒天を食べる　　　　　**B** チーズを食べる
C 浣腸をする　　　　　　**D** 炭酸水を飲む

問題 4 > 1歳の子どもが24時間、お通じがなかった場合の
対処法として、適切なものはどれか
A 下剤を飲ませる　　　　**B** セロリを食べさせる
C オリゴ糖を飲ませる　**D** 綿棒浣腸をする

問題 5 > 深夜12時に帰宅、もっとも腸に負担をかけない料理はどれか
A わかめ入り野菜サラダ　**B** 豆入り野菜スープ
C 炊きたて玄米ごはん　　**D** 果物ジュース

問題 6 > おなかのマッサージ中に部分的に痛みが。
そのときの対処法として適切なものはどれか
A さらに強い力でもむ　　　**B** 腰からマッサージする
C 痛い部分を避けて行う　**D** 湿布をはる

問題 1 D
便が肛門の近くにあるときは、朝食のあとにトイレに座ると、自然に出てくる可能性大（p.69）。

問題 2 B
善玉菌をふやすには積極的に発酵食品を。なかでも納豆は植物性乳酸菌で、腸に届きやすい（p.80）。

問題 3 A
寒天は水溶性食物繊維をたっぷり含んだ海藻。安全で、便の量をふやすのに効果がある（p.78）。

問題 4 C
善玉菌を育てるオリゴ糖や食物繊維は、毎食でも食べさせて。おやつはきなこもちやバナナを（p.82）。

問題 5 B
植物性たんぱく質がとれるうえ、野菜が煮てあるので消化によい。冷たいものや糖類はNG（p.90）。

問題 6 C
痛いと腸の動きが悪くなる場合があるため。何もせずに痛みが2日以上つづくようなら病院へ（p.97）。

> 美腸プランナー2級では、6時間の講座で
> セルフケアを学びます。受講の前後の予習、復習にも
> 役立ててください。

問題7 おなかにある筋肉で、腸と密接しているのはどれか
A 横隔膜　B 腹直筋　C 中臀筋　D 大腰筋

問題8 3歳の子どもの腸内環境をよくするためにおすすめの食材はどれか
A セロリ　B 玉ねぎ　C じゃがいも　D 小松菜

問題9 おなかが張りやすく、ガスが多い人におすすめの動作はどれか
A ランニング　B つま先立ち　C ジャンプ　D いすに座る

問題10 自分のおなかをマッサージするのに、適切なタイミングはいつか
A 朝起きてすぐ　B 食後　C 運動後　D 入浴後

問題11 お年寄りにおすすめの間食として適切なものはどれか
A 小魚　B 甘酒　C せんべい　D あんぱん

問題12 朝食にとり入れたほうがよい食材はどれか
A キウイ　B 卵　C 米　D オリーブオイル

問題7 A
横隔膜は消化器系の臓器の上にあるため、腸にもっとも近い。姿勢や深呼吸でも鍛えられる（p.31）。

問題8 B
子どもに食べさせたいのは、玉ねぎやバナナ、キャベツ、ごぼうなどに含まれるオリゴ糖（p.82）。

問題9 C
一定の刺激を与えるのが効果的。ジャンプでかかとを刺激するほか、腰をこぶしでたたいても（p.118）。

問題10 D
入浴後、副交感神経が優位になるタイミングでマッサージを行うと、腸の働きはより活発に（p.74）。

問題11 B
お年寄りに、すすんでとってほしいのが発酵食品。間食には米こうじを発酵させた甘酒を（p.91）。

問題12 A
食物酵素が豊富なキウイを朝、食べることで、代謝が上がり、老廃物が排出しやすくなる（p.84）。

一般社団法人
日本美腸協会って?

医療知識と技術をもとにした
美腸ケアができる美腸プランナーの育成を通じて
国民の健康と美容の増進を目指します

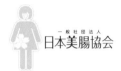

Guts beauty with heart
愛情が美腸をつくる

　日本美腸協会は、小林暁子医学博士の監修のもと、美腸の知識やケア技術をともに学び、心身の健康を広げていくことを目的に活動しています。日本美腸協会で取得できる資格は、美腸プランナーをはじめ、美腸アドバイザー、認定講師、認定セラピストなど。その役割は、腸や健康の情報があふれる世の中で、医療的視野から美腸の大切さを自分なりの活動を通して発信していくこと。専門特化したセラピストは、起業を考えている人にもおすすめです。

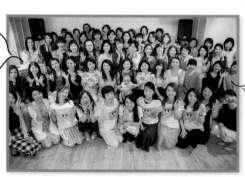

目指せ、美腸のプロ!

健康は腸から始まる!

日本美腸協会では
どんな資格がとれるの?

日本美腸協会 認定講師

美腸プランナー3級、2級＋アドバイザーの一部の講師として活動できる。美腸アドバイザーを15名認定し、認定講師を1名推薦したらエグゼクティブ認定講師に。

美腸エステ 認定セラピスト

美腸プランナー2級合格者のみ受講できる。クライアントの体にさわり腸のタイプを見極め、腸のタイプに合わせた施術ができる。

- ●講習時間：42時間
- ●試験：カウンセリング、テスト
- ●受講料：35万円（税別）

美腸アドバイザー

美腸プランナー2級合格者のみ受講可能。セミナーを開き、アドバイス、カウンセリングができる。

- ●講習時間：20時間
- ●試験：カウンセリング、テスト
- ●受講料：21万5,000円（税別）

美腸プランナー2級

美腸プランナー3級合格者のみ受講できる。自分自身や家族の美腸セルフケアに役立てる資格。

- ●講習時間：6時間
- ●試験：テスト
- ●受講料：32,184円（税込）

美腸プランナー3級

腸の基本的な知識を身につけることができる。全国各地で開催されている。だれでも受講可能。

- ●講習時間：2時間
- ●試験：テスト
- ●受講料：5,000円（税込）

※2020年7月現在の情報です。最新情報は日本美腸協会のサイトhttp://www.bicho-kyoukai.jp/をご覧ください。

おわりに

美腸ケアは
大切な人への愛情です

　腸の大切さを伝えて10年。
美腸サロンや日本美腸協会を通じて、「腸で人生が変わった」と言ってくださる方がどんどんふえています。

　健康は身近にいる大切な人への、愛のあるひと押しで実現します。いくら新薬や最先端の医療があっても、自分が健康でありたいという思いや、いっしょに楽しい時間を過ごせる仲間や家族の存在がなくては、幸せな人生とはいえません。
　だからこそ、健康でいてもらいたいという身近な大切な方へのサポートが欠かせません。
　その大きなサポートになるのが、美腸ケアです。

　この本で紹介した美腸ケアを一つでも実践して、周りの大切な方にもその方法を伝えてください。
　みなさんから始まる「愛情あるひと押し」で、より健康で幸せを感じる方が、一人でも多くふえることを願っています。

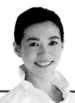

　　　　　　　　一般社団法人日本美腸協会
　　　　　　　　代表理事
　　　　　　　　小野 咲

美腸への道は
いつから始めても遅くない

　腸内環境を左右するのは、子どもの頃からの生活習慣ですが、たとえストレスや悪い食習慣などで腸にダメージを与えたとしても、気づいたときから美腸ケアを始めれば、必ず効果があります。

　といっても、あまり生真面目になりすぎて、ストレスになっては逆効果。たまには力を抜いてもOKです。ただし大切なのは「悪い状態のままにしない」こと。

　不調を感じたときは、この本を読み返し、今の自分に足りないポイントを見つけてみましょう。そして、それをしばらく続けてみれば、体はこたえてくれるはずです。あれもダメ、これもダメと自分に厳しくせず、なるべくゆるい気持ちでいることが美腸にもつながります。

　腸内環境がよくなれば心身ともに健康になり、喜びと感謝を感じながら、豊かな人生を送ることができるでしょう。

小林メディカルクリニック東京
院長・医学博士
小林暁子先生

さくいん

あ

悪玉菌	26, 27
アレルギー症状	9
胃	34, 36, 38
胃液	34, 38, 39
胃結腸反射	34
胃酸	39
イソマルトオリゴ糖	29, 83
インナーマッスル	31, 44, 63
ウェルシュ菌	26, 27
ウォシュレット	59
うつ病	9
S状結腸	42
エストロゲン	132, 133
塩類下剤	136, 137
横隔膜	31, 44, 71
横行結腸	42
オリゴ糖	28, 82, 88, 90

か

外肛門括約筋	35
回腸	40
下行結腸	42
ガス腸	53, 118
過敏性腸症候群(IBS)	134, 135
ガラクトオリゴ糖	29, 83
浣腸	137
器質性便秘	130
キシロオリゴ糖	29, 83
機能性便秘	130
キャンドルブッシュ	139
急性便秘	130
胸式呼吸	98
空腸	40
結腸	43
下痢	56
嫌気性菌	27
交感神経	48
肛門	36
骨盤	31, 44
骨盤底筋群	31, 44

さ

下がり腸	52, 110
酸化マグネシウム	60, 137
弛緩性便秘	131
刺激性下剤	60, 136, 137
消化管	36
消化酵素	84
小腸	34, 36, 40
食道	34, 36
食品添加物	22
植物性乳酸菌	80, 81
食物酵素	84
食物繊維	28, 78, 90
十二指腸	37, 40
絨毛	34, 41
潤滑型下剤	136, 137
上行結腸	42
女性ホルモン	47, 132
自律神経	9, 48, 67, 68
水溶性食物繊維	57, 78, 79, 87
ストレス性便秘	131
ストレス腸	53, 120
生理痛	9
セロトニン	9, 41, 51
善玉菌	26, 27, 82
ぜん動運動	43, 44, 66, 70
センナ茶	139

た

代謝酵素	84
大豆オリゴ糖	29, 83
大腸	35, 36, 42
大腸がん	7, 134, 135
大腸菌	26, 27
大腸憩室症	134, 135
大腸ポリープ	134, 135
体内酵素	84
体内時計	67, 68
第二の脳	41, 51
たまり腸	53, 116
多裂筋	44
炭酸水	62

虫垂	42
腸ストレッチ	96, 98
腸洗浄	55
腸内細菌	8, 26, 51
腸内フローラ	29
腸のゴールデンタイム	75
腸閉塞	134, 135
腸もみ	10, 96, 102
腸腰筋	30, 44
直腸	35, 42
直腸性便秘	131
動物性乳酸菌	80, 81

な

内肛門括約筋	35
乳酸桿菌	26, 27
乳酸菌	80
認知症	9
脳腸相関	51

は

パーキンソン病	9
パイエル板	41
排便反射	35
発酵食品	80, 82, 85
PMS（月経前症候群）	9
冷え	9
冷え腸	52, 112
美腸クッション	124
ビフィズス菌	26, 27
日和見菌	26, 27
腹横筋	31, 44
副交感神経	48, 72, 73, 74, 75, 77
腹式呼吸	98
腹筋	63
不溶性食物繊維	78, 79
フラクトオリゴ糖	29, 83
プレバイオティクス	29
プロゲステロン	132, 133
プロバイオティクス	27
ペプシン	39
便	6, 24, 34, 43

便秘	46, 60, 130, 133
便秘外来	140
便秘薬	136, 138
膨張剤下剤	136, 137

ま

慢性便秘	130
むくみ	9, 133
むくみ腸	52, 114
免疫細胞	9, 41
盲腸	42

ら

ラフィノース	29, 83

参考文献・参考論文

『美しいを引き寄せる「副交感神経」の意識』小林暁子、小林弘幸監修（ベストセラーズ）

『今日からはじめる健美腸ルール　人生で最高の自分になる方法』小林暁子（講談社エディトリアル）

『小林弘幸式2週間プログラム　朝だけ腸活ダイエット』小林弘幸（ワニブックス）

『「これ」だけ意識すればいいになる。自律神経美人をつくる126の習慣』小林弘幸（幻冬舎）

『下がらないカラダ』小野咲（サンマーク出版）

『女性の自律神経の乱れは腸で整える』小林暁子（PHP研究所）

『たった3日で自律神経が整う　Dr.小林流　健美腸ファスティング』小林暁子（主婦の友社）

『腸と脳　体内の会話はいかにあなたの気分や選択や健康を左右するか』エムラン・メイヤー著、高橋洋訳（紀伊國屋書店）

『なぜ、「これ」は健康にいいのか？　副交感神経が人生の質を決める』小林弘幸（サンマーク出版）

『2週間で腸が若返る！　美腸ダイエット』小林暁子（世界文化社）

『便活ダイエット～便秘外来の医師が教える、排便力がアップする11のルール～』小林弘幸（ワニブックス）

『汚れた腸が病気をつくる　腸をクリーンにする究極的方法』バーナード・ジェンセン著、月村澄枝訳（ダイナミックセラーズ出版）

『腸内フローラと食餌』光岡知足（理研腸内フローラシンポジウム）

国民栄養調査、国民健康・栄養調査（1997）『日本食物繊維研究会誌;1,3-12』厚生労働省

「国民生活基礎調査の概況」厚生労働省（平成22年）

「食事バランスガイド」農林水産省（平成17年）

小野 咲
一般社団法人日本美腸協会
代表理事

一般社団法人日本美腸協会 代表理事。美腸ナース。国立成育医療研究センターで看護師として働く中で子どもの看護を通じて腸の大切さを痛感。幼いころからの自身の極度の便秘もあり、便秘外来にて「腸」の研究に没頭する。薬を使わずにおなかの悩みを改善する腸のマッサージを開発。その後、美腸エステ®「GENIE」を立ち上げ、日本美腸協会を設立。美腸エステで施術をした人数は1万人を超え、現在は腸の知識やセルフケアを伝えるセミナーを全国で開講中。著書に10万部突破の『下がらないカラダ』(サンマーク出版)がある。

【監修】
小林暁子
小林メディカルクリニック東京院長・
医学博士

順天堂大学医学部卒業後、順天堂大学総合診療科を経て、2005年にクリニックを開業。内科、皮膚科のほか、便秘外来や女性専門外来を併設し、全身の不調に対応する。なかでも便秘外来ではのべ15万人以上の便秘患者の治療に携わり、高い実績を上げている。また、さまざまな業界とコラボし、美腸メニューを提供。テレビ出演、講演でも活躍中。『医者が教える最高の美肌術』(アスコム)、『人生で最高の自分になる方法 今日からはじめる健美腸ルール』(講談社エディトリアル)、『女性の自律神経の乱れは「腸」で整える』(PHP研究所)など著書多数。

STAFF

装丁・本文デザイン／細山田光宣　鈴木あづさ（細山田デザイン事務所）
イラスト／ノダマキコ
写真／佐山裕子（主婦の友社）
構成／池田純子
編集協力／石井希和
編集担当／志岐麻子（主婦の友社）

腸が変われば、人生変わる
美腸の教科書

2019年 3月20日　第1刷発行
2020年 9月10日　第6刷発行

著者　　小野 咲
発行者　平野健一
発行所　株式会社主婦の友社
　　　　〒141-0021
　　　　東京都品川区上大崎3-1-1
　　　　目黒セントラルスクエア
　　　　電話03-5280-7537（編集）
　　　　　　03-5280-7551（販売）
印刷所　大日本印刷株式会社
©Saki Ono 2019 Printed in Japan
ISBN978-4-07-435181-7

Ⓡ〈日本複製権センター委託出版物〉
本書を無断で複写複製（電子化を含む）することは、著作権法上の例外を除き、禁じられています。本書をコピーされる場合は、事前に公益社団法人日本複製権センター（JRRC）の許諾を受けてください。また本書を代行業者等の第三者に依頼してスキャンやデジタル化することは、たとえ個人や家庭内での利用であっても一切認められておりません。
JRRC〈https://jrrc.or.jp
eメール:jrrc_info@jrrc.or.jp 電話:03-3401-2382〉

■ 本書の内容に関するお問い合わせ、また、印刷・製本など製造上の不良がございましたら、主婦の友社（電話03-5280-7537）にご連絡ください。
■ 主婦の友社が発行する書籍・ムックのご注文は、お近くの書店か主婦の友社コールセンター（電話0120-916-892）まで。
＊お問い合わせ受付時間
　月～金（祝日を除く）　9:30～17:30
主婦の友社ホームページ
　https://shufunotomo.co.jp/